高职高专药学类专业实践教学立体化教材/多媒体融合教材

供药学、中药、药品经营与管理等专业使用

药学专业立体化实训教程

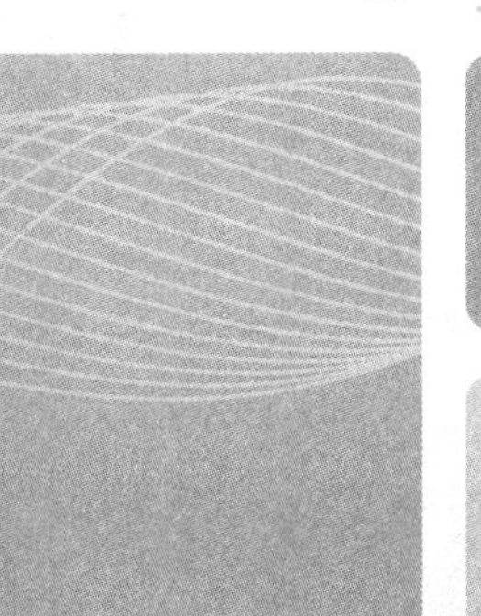

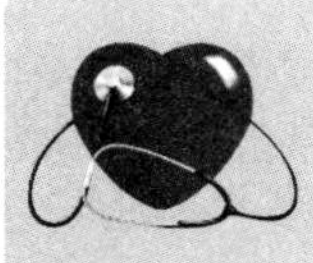

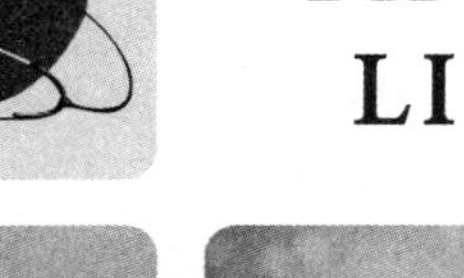

YAOXUEZHUANYE
LITIHUA SHIXUN
JIAOCHENG

主编◎陆艳琦
张 卫

郑州大学出版社
郑 州

图书在版编目(CIP)数据

药学专业立体化实训教程/陆艳琦,张卫主编．—郑州:郑州大学出版社,2018.8

ISBN 978-7-5645-5571-9

Ⅰ.①药…　Ⅱ.①陆…②张…　Ⅲ.①药物学-教材　Ⅳ.①R9

中国版本图书馆 CIP 数据核字（2018）第 126196 号

郑州大学出版社出版发行

郑州市大学路 40 号　　邮政编码:450052

出版人:张功员　　发行部电话:0371-66966070

全国新华书店经销

河南龙华印务有限公司印制

开本:850 mm×1 168 mm　1/16

印张:7.75

字数:190 千字

版次:2018 年 8 月第 1 版　　印次:2018 年 8 月第 1 次印刷

书号:ISBN 978-7-5645-5571-9　　定价:22.00 元

作者名单

主　编　陆艳琦　张　卫
副主编　刘昌发　王慧玲
编　委　（按姓氏笔画排序）
王琳琳　王晶晶　王慧玲
刘昌发　杨显辉　张　卫
张　雨　陆艳琦

前言

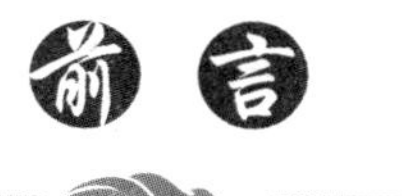

本书根据学生的知识结构、能力结构与素质要求，本着“必需为准，实用为限，够用为度”的理念，突出学生基本技能的培养，强化动手操作能力的锻炼。编写紧密联系实际，力求做到删繁就简，少而精。考虑用人单位对高职学生综合素质的要求，将药学专业的主干课程有机整合在一起形成综合实训，使学生的专业知识和操作能力系统化，强化学生综合素质是本书的一大特色。

全书分为六个项目。项目一药物化学实训由张卫（郑州铁路职业技术学院）编写；项目二药物分析实训由王慧玲（郑州铁路职业技术学院）编写；项目三药剂学实训由王晶晶（郑州铁路职业技术学院）编写；项目四药理学实训由刘昌发（郑州铁路职业技术学院）、王琳琳（河南中医药大学）编写；项目五医药营销实训由杨显辉（郑州铁路职业技术学院）编写；项目六综合实训由张雨（郑州铁路职业技术学院）编写，全书由陆艳琦（郑州铁路职业技术学院）统稿。在内容安排上，每章前面有实验目标、实验原理和实验内容，后面还配有思考题，便于学生学习和掌握相应知识点。

本书获得了河南省“2016 年省级教学团队”资助，可供药学、药品经营管理等专业使用。在医药营销实训编写获得了河南省高等学校重点科研项目[16B350004]O2O 模式在医药电子商务中的应用研究的资助。

由于作者学识水平有限，加之时间仓促，书中难免会有不足和遗漏之处，恳请广大读者在使用过程中批评指正。

编　者

2018 年 7 月

目录

项目一
药物化学实训

实验一　药物化学常用仪器设备的搭建

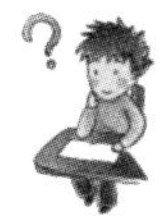

实验目标

1. 能够熟练搭建实验室常用实验装置。
2. 熟悉常用实验仪器和设备的性能。

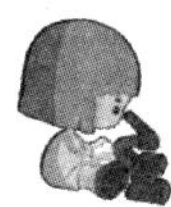

实验仪器

旋转蒸发仪、循环水泵、直形冷凝管、球形冷凝管、蒸馏头、尾接管、温度计、橡胶塞、圆底烧瓶、布氏漏斗、抽滤瓶、恒温水浴锅。

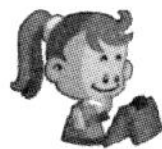

实验内容

(一)蒸馏装置

蒸馏是利用混合液体或液-固体系中各组分沸点不同,使低沸点组分蒸发,再冷凝以分离整个组分的单元操作过程,是蒸发和冷凝两种单元操作的联合。与其他的分离手段如萃取、过滤结晶等相比,它的优点在于无须使用系统组分以外的其他溶剂,从而保证不会引入新的杂质。

蒸馏操作是化学实验中常用的实验技术,一般应用于下列几方面:①分离液体混合物,仅对混合物中各组分的沸点有较大的差别时才能达到较有效的分离;②测定纯化合物的沸点;③提纯,通过蒸馏含有少量杂质的物质,提高其纯度;④回收溶剂或蒸出部分溶剂以浓缩溶液。

1. 常压蒸馏

使用常压蒸馏装置时,温度计的水银球上端与支管下端在同一水平面,所加液体体积不能超过瓶容积的2/3,加热前应加沸石,加热温度不能超过混合物中沸点最高物质的沸点,加热时不能将液体蒸干,装置要与大气相通。冷凝管中冷却水从下口进,

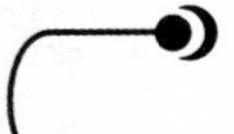

笔记栏

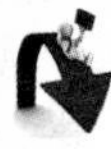

上口出。整个装置应在同一平面上(图 1)。

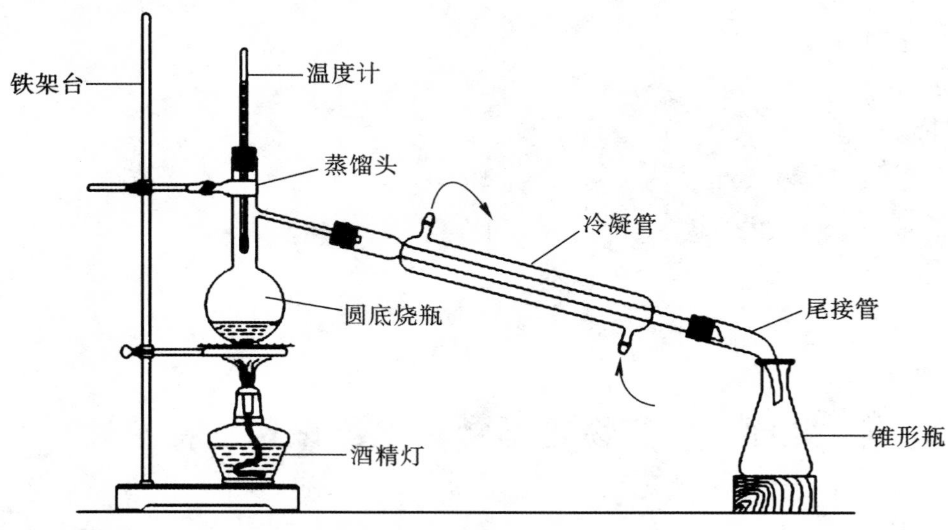

图 1　常压蒸馏装置

2. 减压蒸馏

减压蒸馏特别适用于高沸点溶剂的去除及在常压蒸馏时未达沸点即已受热分解、氧化或聚合的物质的蒸馏。蒸馏速度快,效率高。旋转蒸发仪是实验室回收溶剂、浓缩溶液常用的快速蒸馏仪器,可用于减压蒸馏。工作时,烧瓶不停地旋转,故蒸发不会爆沸,而且液体蒸发的表面积大,蒸发速度快,比一般蒸发装置的效率高(图 2)。

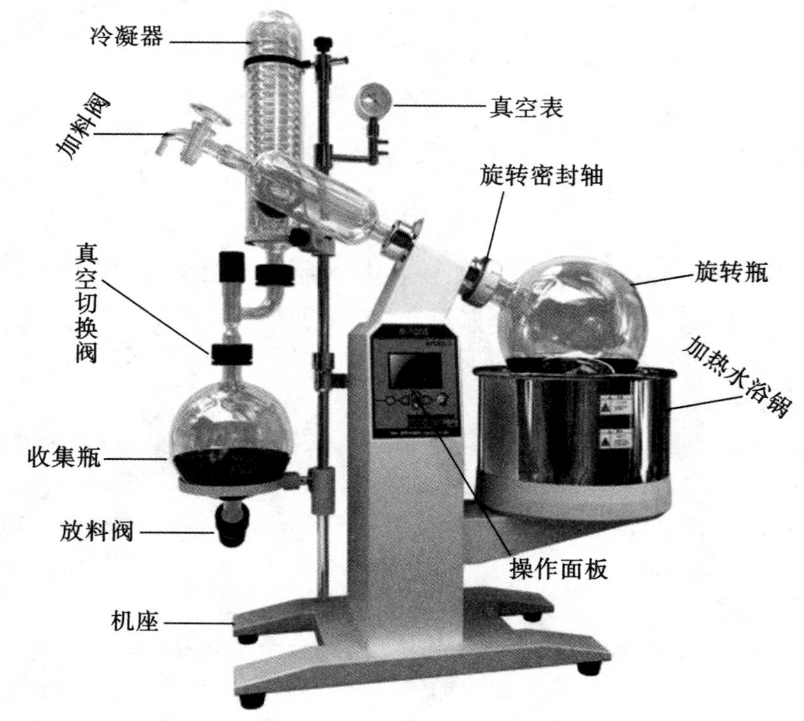

图 2　减压蒸馏装置

笔记栏

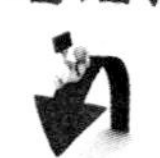

（二）回流装置

许多有机反应和操作（如重结晶），需要在一定温度下，加热较长时间，为了防止反应物或溶剂蒸气的逸出，常采用回流操作。回流是指沸腾液体的蒸气经冷凝管冷却后又流回到原烧瓶中。一般的回流装置由圆底烧瓶和冷凝管组成（图3、图4）。

安装时，应先固定好圆底烧瓶，待调整冷凝管的中心线与圆底烧瓶的中心线在一条直线上时，再将两者连接起来。若要防止湿空气浸入，可附加一个氯化钙干燥管。

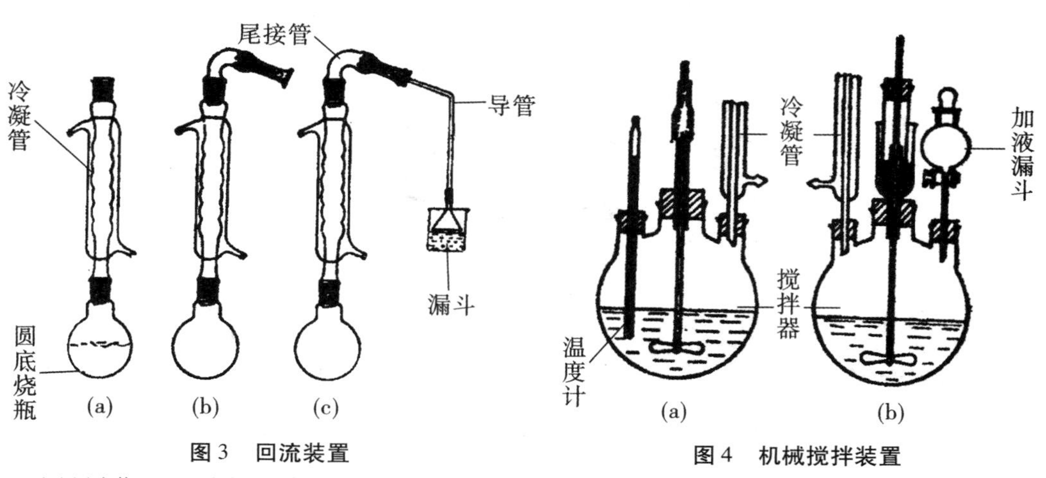

图3　回流装置
（a）回流装置；（b）防潮回流装置；（c）气体吸收装置

图4　机械搅拌装置
（a）三口搅拌装置；（b）滴加搅拌装置

进行回流操作时，应先向冷凝管中通入冷却水，然后加热。冷却水自下而上流动，水流速度应能保持蒸气得到充分冷凝。当液体沸腾后，应控制加热，使蒸气环的上升高度不超过冷凝管高度的1/3（约一个半球）。由于多数有机物易燃，应使用水浴（或电热套）加热。

为了增进反应物之间的接触，可采用手工振摇，此时需暂时松开烧瓶夹和冷凝管夹，一手握住冷凝管夹，另一手握住烧瓶夹，做圆周运动。每次振摇完毕，再将两种铁夹固定紧。

回流反应若需控温或滴加某种反应物，可采用三颈瓶（或圆底烧瓶上安装二通管）。

（三）过滤装置

过滤装置可分为常压过滤和减压过滤。

常压过滤简单方便，但速度较慢，效率低，现实验室较少应用（图5）。

为了使滤过操作进行加快，常用布氏漏斗进行减压抽滤。滤纸应小于布氏漏斗的底面，以刚盖住小孔为宜；抽滤前必须用同一溶剂将滤纸润湿后滤过。

为防止抽破滤纸，可采用双层滤纸抽滤。为防止抽滤时水倒吸入抽滤瓶中，可在抽滤瓶与水泵（常用真空抽气装置，用于减压蒸馏和减压抽滤等）之间加装一个安全瓶。抽滤完毕后，

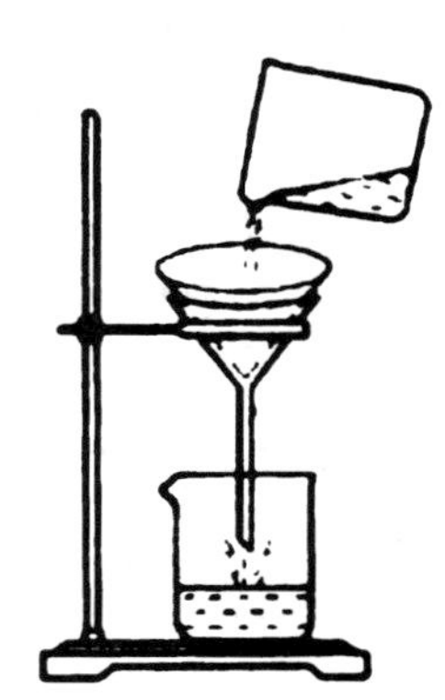

图5　常压过滤装置

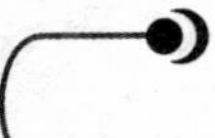

笔记栏

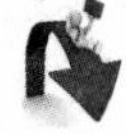

先缓慢打开安全瓶上的活塞，使与大气相通，再关闭水泵(图6)。

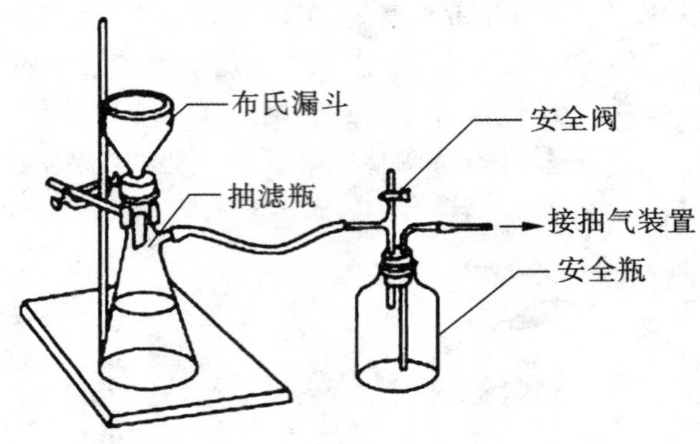

图6 减压过滤装置

思考题

若抽滤时，循环水泵的压力不上升，应该检查哪些方面?

实验二 磺胺醋酰钠的合成

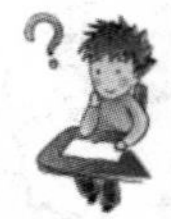

实验目标

1. 通过磺胺醋酰钠的合成，了解用控制 pH 值、温度等反应条件纯化产品的方法，掌握如何利用理化性质的差异分离纯化产品。

2. 加深对磺胺类药物一般理化性质的认识。

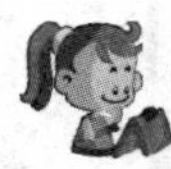

实验原理

磺胺醋酰钠化学名为 N-[(4-氨基苯基)-磺酰基]-乙酰胺钠-水合物，为白色结晶性粉末；无臭味，微苦。易溶于水，微溶于乙醇、丙酮。其化学结构式为：

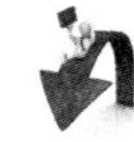

$$p\text{-}H_2N\text{-}C_6H_4\text{-}SO_2N(Na)COCH_3 \cdot H_2O$$

合成路线如下：

$$p\text{-}H_2N\text{-}C_6H_4\text{-}SO_2NH_2 + (CH_3CO)_2O \xrightarrow[\text{pH值}12\sim13]{NaOH} p\text{-}H_2N\text{-}C_6H_4\text{-}SO_2N(Na)COCH_3$$

$$\xrightarrow[\text{pH值}4\sim5]{HCl} p\text{-}H_2N\text{-}C_6H_4\text{-}SO_2NHCOCH_3 \xrightarrow[\text{pH值}7\sim8]{NaOH} p\text{-}H_2N\text{-}C_6H_4\text{-}SO_2N(Na)COCH_3 \xrightarrow{\text{结晶}}$$

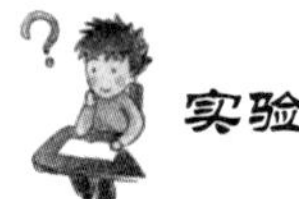

实验内容

1. 磺胺醋酰的制备

在装有搅拌棒及温度计的 100 mL 三颈瓶中，加入磺胺 17.2 g，22.5% 氢氧化钠 22 mL，开动搅拌，于水浴上加热至 50 ℃左右。待磺胺溶解后，分次加入 77% 氢氧化钠 12.5 mL，醋酐 13.6 mL（首先，加入醋酐 3.6 mL，77% 氢氧化钠 2.5 mL；随后，每次间隔 5 min，将剩余的 77% 氢氧化钠和醋酐分 5 次交替加入）。加料期间反应温度维持在 50～55 ℃；加料完毕继续保持此温度反应 30 min。反应完毕，停止搅拌，将反应液倾入 250 mL 烧杯中，加水 20 mL 稀释，于冷水浴中用 36% 盐酸调至 pH 值 7，放置 30 min，并不时搅拌析出固体，抽滤除去。滤液用 36% 盐酸调至 pH 值 4～5，抽滤，得白色粉末。

用 3 倍量（3 mL/g）10% 盐酸溶解得到的白色粉末，不时搅拌，尽量使单乙酰物成盐酸盐溶解，抽滤除不溶物。滤液加少量活性炭室温脱色 10 min，抽滤。滤液用 40% 氢氧化钠调至 pH 值 5，析出磺胺醋酰，抽滤，压干。干燥，测熔点 179～184 ℃。若产

笔记栏

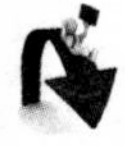

品不合格，可用热水（1∶5）精制。

2. 磺胺醋酰钠的制备

将磺胺醋酰置于 50 mL 烧杯中，于 90 ℃热水浴上滴加计算量的 20% 氢氧化钠至固体恰好溶解，放冷，析出结晶，抽滤（用丙酮转移），压干，干燥，计算收率。

3. 结构确证

标准物 TLC 对照法。

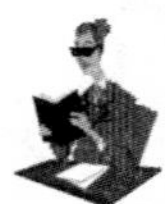

注意事项

1. 本反应是放热反应，氢氧化钠溶液与醋酐交替投料交替加入，目的是避免醋酐和氢氧化钠溶液同时加入时产生大量的中和热而使温度急速上升，造成芳香第一胺氧化和已生成的磺胺醋酰水解，导致产量偏低，因此反应温度亦不能过高，需控制在50～55 ℃。

2. 在反应过程中交替加料很重要，以使反应液始终保持一定的 pH 值（12～14）。应先滴加氢氧化钠随后再滴加醋酐，每滴完一种溶液后，反应搅拌 5 min，再滴入另一种溶液，滴加速度以逐滴为宜。

3. 实验中氢氧化钠溶液浓度有差别，在实验中切勿用错，否则影响实验结果。用 22.5% 氢氧化钠溶液是作为溶剂溶解磺胺，使其生成钠盐而溶解。用 77% 氢氧化钠溶液是为了使反应维持在 pH 值 12～14，避免生成过多的双乙酰磺胺。

4. 将磺胺醋酰制成钠盐时，应严格控制 20% 氢氧化钠溶液的用量，按计算量滴加。

由计算可知需 2.3 g 氢氧化钠，即滴加 20% 氢氧化钠 11.5 mL 便可。因磺胺醋酰钠水溶性大，由磺胺醋酰制备其钠盐时若 20% 氢氧化钠的量多于计算量，则损失很大。必要时可加少量丙酮，以使磺胺醋酰钠析出。

$$H_2N-C_6H_4-SO_2NHCOCH_3 + NaOH \longrightarrow H_2N-C_6H_4-SO_2N(Na)COCH_3 + H_2O$$

214	40
12.5	X

$$214 : 40 = 12.5 : X \qquad X = 2.3\ \text{g}$$

5. 实验中需要用精密 pH 试纸调测 pH 值，按实验步骤严格控制每步反应的 pH 值，以利于除去杂质。

反应过程中碱性较强，则乙酰化反应可能不完全，磺胺较多，磺胺醋酰次之，磺胺双醋酰较少。碱性较弱，则反应易生成较多的磺胺双醋酰。

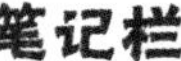

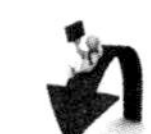

$$p\text{-}NH_2C_6H_4SO_2NH_2 + (CH_3CO)_2O \xrightarrow[\text{pH值}12\sim13]{NaOH} p\text{-}NH_2C_6H_4SO_2NHNa + p\text{-}NH_2C_6H_4SO_2N(Na)COCH_3 + p\text{-}CH_3CONHC_6H_4SO_2N(Na)COCH_3$$

$$\xrightarrow{HCl\ \text{pH值}7} p\text{-}NH_2C_6H_4SO_2NH_2\downarrow + p\text{-}NH_2C_6H_4SO_2N(Na)COCH_3 + p\text{-}CH_3CONHC_6H_4SO_2N(Na)COCH_3$$

$$p\text{-}NH_2C_6H_4SO_2N(Na)COCH_3 + p\text{-}CH_3CONHC_6H_4SO_2N(Na)COCH_3 \xrightarrow{HCl\ \text{pH值}4\sim5} p\text{-}NH_2C_6H_4SO_2NHCOCH_3\downarrow + p\text{-}CH_3CONHC_6H_4SO_2NHCOCH_3\downarrow$$

$$\xrightarrow{10\%\ HCl\ \text{pH值}<1} p\text{-}NH_2\cdot HCl\ C_6H_4SO_2NHCOCH_3 + p\text{-}CH_3CONHC_6H_4SO_2NHCOCH_3\downarrow$$

$$\xrightarrow{40\%\ NaOH\ \text{pH值}5} p\text{-}NH_2C_6H_4SO_2NHCOCH_3\downarrow$$

笔记栏

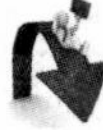

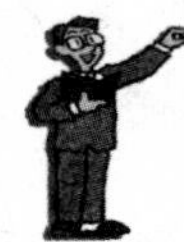

实验结果

合成产品外观	化学鉴别及试验现象	产率计算

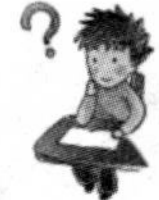

思考题

1. 酰化液处理的过程中，pH 值 7 时析出的固体是什么？pH 值 5 时析出的固体是什么？10% 盐酸中的不溶物是什么？

2. 反应过程中碱性过强其结果磺胺较多，磺胺醋酰次之，磺胺双醋酰物较少；碱性过弱其结果双乙酰物较多，磺胺醋酰次之，磺胺较少，为什么？

3. 为什么不能通过利用一步反应直接得到产物磺胺醋酰钠，而要将其转变为磺胺醋酰后再与氢氧化钠溶液反应生成磺胺醋酰钠？

笔记栏
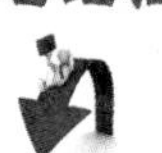

实验三　对乙酰氨基酚的合成

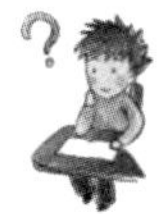

实验目标

1. 掌握选择性乙酰化对乙酰氨基酚的氨基而保留酚羟基的合成方法及操作技术；易被氧化产品的精制方法。

2. 熟悉对乙酰氨基酚的制备原理。

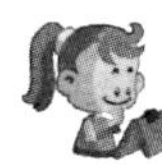

实验原理

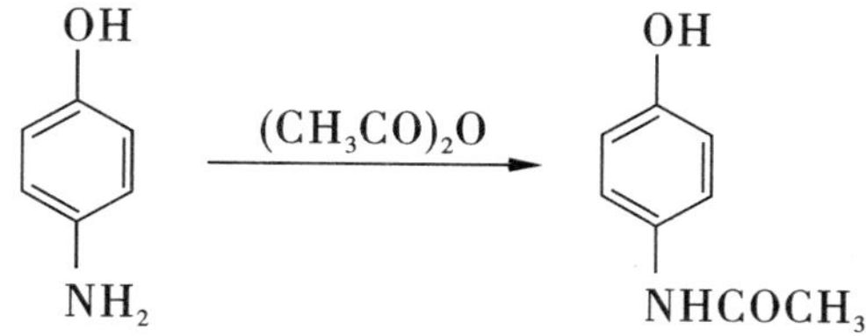

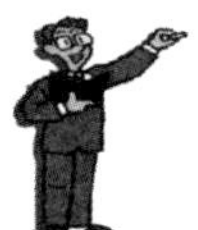

实验内容

1. 粗品的制备

在 250 mL 锥形瓶中加入对氨基酚 7.3 g、纯化水 50 mL 和醋酐 8 mL，轻轻振摇使成均相溶液，于 80 ℃水浴中加热 30 min，放冷，析出结晶，过滤，滤渣以冷纯化水洗涤（5 mL×2 次），抽滤，干燥。得对乙酰氨基酚白色结晶粗品，称重，计算粗品的产率。

2. 精制

在 100 mL 锥形瓶中加入对乙酰氨基酚粗品，每 1 g 粗品加纯化水 5 mL，加热使溶解，稍冷后加入活性炭 1 g，煮沸 5 min，在抽滤瓶中先加入亚硫酸氢钠 0.5 g，趁热抽滤，滤液放冷，析出结晶，抽滤，滤渣以 0.5% 亚硫酸氢钠溶液洗涤（5 mL×2 次），抽滤，干燥，计算收率。

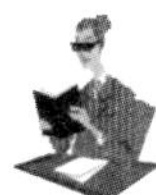

注意事项

1. 对氨基酚的质量是影响对乙酰氨基酚的产量和质量的关键，使用的对氨基酚在外观上应为白色或淡黄色颗粒状结晶。

笔记栏

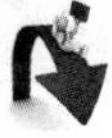

2. 酰化反应过程中，加纯化水 50 mL 是使醋酐选择性地酰化氨基而不与酚羟基作用；若用醋酸代替醋酐作为乙酰化试剂，则难以控制氧化副反应，反应时间长，产品质量差。

3. 在精制过程中，加入亚硫酸氢钠可防止对乙酰氨基酚被空气氧化。但亚硫酸氢钠浓度不宜过高，否则会影响产品质量。

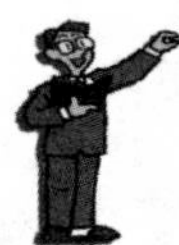

实验结果

合成产品外观	化学鉴别及实验现象	产率计算

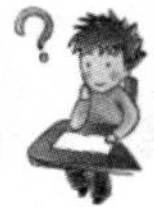

思考题

1. 酰化反应为何选用醋酐而不用醋酸作乙酰化剂？

2. 在精制过程中加入亚硫酸氢钠的目的是什么？

笔记栏

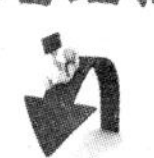

3. 对乙酰氨基酚在制备过程中引入哪种特殊杂质及其来源有哪些?

实验四　苯妥英钠的合成

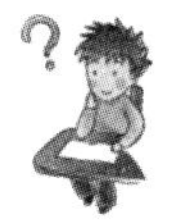

实验目标

1. 熟悉安息香缩合反应的原理和应用氢氧化钠及维生素 B_1 为催化剂进行反应的实验方法。

2. 掌握苯妥英钠分离及精制技术。

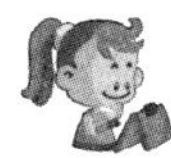

实验原理

苯妥英钠为抗癫痫药,适用于治疗癫痫大发作,也可用于治疗三叉神经痛及某些类型的心律不齐。苯妥英钠化学名为5,5-二苯基乙内酰脲,化学结构式为:

$$(C_6H_5)_2C\text{—}C(=O)\text{—}N{=}C(ONa)\text{—}NH\text{—}$$

苯妥英钠为白色粉末,无臭、味苦。微有吸湿性,易溶于水,能溶于乙醇,几乎不溶于乙醚和氯仿。合成路线如下:

$$2\,C_6H_5CHO \xrightarrow{\text{催化剂}} C_6H_5\text{—}\underset{\|}{\overset{}{C}}(O)\text{—}CH(OH)\text{—}C_6H_5 \xrightarrow{[O]} C_6H_5\text{—}CO\text{—}CO\text{—}C_6H_5$$

$$C_6H_5\text{—}CO\text{—}CO\text{—}C_6H_5 + (NH_2)_2C{=}O \xrightarrow{NaOH} \text{苯妥英钠}$$

笔记栏
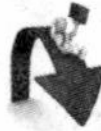

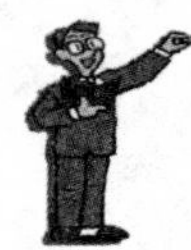
实验内容

1. 安息香的制备

于锥形瓶内加入维生素 B_1 3.4 g、水 7 mL，待维生素 B_1 溶解后，加入无水乙醇 30 mL。在冰浴冷却下，缓缓滴加已经冷却的12%氢氧化钠溶液约8 mL，不时摇动，充分摇动，至呈深黄色。快速加入新蒸馏的苯甲醛 21 g，充分振摇，在 60～70 ℃水浴中加热回流 90 min，冷却至室温，放置过夜，使结晶完全析出，抽滤，用纯化水少量多次洗涤，抽干，压实，得安息香粗品。

2. 联苯甲酰的制备

在装有搅拌、温度计、球形冷凝器的 100 mL 三颈瓶中，投入安息香 6 g，稀硝酸（HNO_3 : H_2O = 1 : 0.6）15 mL。开动搅拌，用油浴加热，逐渐升温至 110～120 ℃，反应 2 h（反应中产生的氧化氮气体，可从冷凝器顶端装一导管，将其通入水池中排出）。反应毕，在搅拌下，将反应液倾入 40 mL 热水中，搅拌至结晶全部析出。抽滤，结晶用少量水洗，干燥，得粗品。

3. 苯妥英的制备

在装有搅拌、温度计、球形冷凝器的 100 mL 三颈瓶中，投入联苯甲酰 4 g，尿素 1.4 g，20%氢氧化钠 12 mL，50%乙醇 20 mL，开动搅拌，在电加热套中加热，回流反应 30 min。反应完毕，反应液倾入 120 mL 沸水中，加入活性炭，煮沸 10 min，放冷，抽滤。滤液用 10%盐酸调至 pH 值 6，放置析出结晶，抽滤，结晶用少量水洗涤，得苯妥英粗品。

4. 成盐与精制

将苯妥英粗品置 100 mL 烧杯中，按粗品与水为 1 : 4 之比例加入水，水浴加热至 40 ℃，加入 20%氢氧化钠至全溶，加活性炭少许，在搅拌下加热 5 min，趁热抽滤，滤液加氯化钠至饱和。放冷，析出结晶，抽滤，少量冰水洗涤，干燥得苯妥英钠，称重，计算收率。

5. 结构确证

红外吸收光谱法、标准物 TLC 对照法。

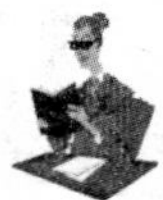
注意事项

1. 维生素 B_1 在酸性条件下稳定，但易吸水，在水溶液中已被空气氧化失效。遇光和金属离子可被加速氧化在氢氧化钠溶液中易开环失效。因此氢氧化钠溶液在反应前必须用冰水充分冷却，否则维生素 B_1 在碱性条件下会分解，这是本实验成败的关键。

2. 硝酸为强氧化剂，使用时应避免与皮肤、衣服等接触，氧化过程中，硝酸被还原产生氧化氮气体，该气体具有一定刺激性，故须控制反应温度，以防止反应激烈，大量

笔记栏

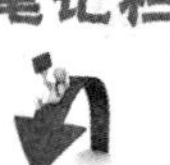

氧化氮气体逸出。

3. 制备钠盐时，水量稍多，可使收率受到明显影响，要严格按比例加水。

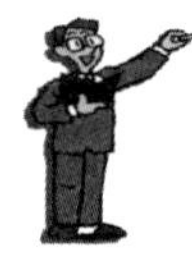

实验结果

合成产品外观	化学鉴别及实验现象	产率计算

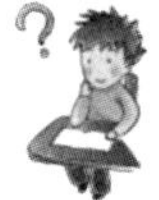

思考题

1. 试述 NaCN 及维生素 B_1 在安息香缩合反应中的作用（催化机制）。

2. 制备联苯甲酰时，反应温度为什么要逐渐升高？氧化剂为什么不用硝酸，而用稀硝酸？

3. 本品精制的原理是什么？

笔记栏

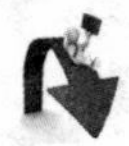

实验五　对氨基水杨酸钠稳定性实验

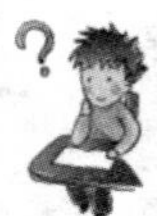

实验目标

1. 掌握不同结构的药物发生氧化反应的原理。
2. 熟悉外界因素对氧化反应的影响。

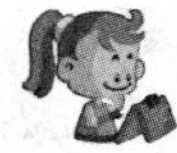

实验原理

对氨基水杨酸钠(PAS-Na)用于治疗各种结核病,尤适用于肠结核、骨结核及渗出性肺结核的治疗。对氨基水杨酸钠化学结构式为:

NH_2　OH　COONa　$\cdot 2H_2O$

对氨基水杨酸钠为白色或银灰色结晶性粉末,熔点 142 ~ 145 ℃,难溶于水及氯仿,溶于乙醇及乙醚,几乎不溶于苯。

对氨基水杨酸钠盐水溶液很不稳定,易被氧化,遇光、热颜色渐变深。在铜离子存在下,加速氧化。如有抗氧剂或金属络合剂存在,可有效地防止氧化。用光电比色计测定透光率(T)可看出其变化程度。反应如下:

NH_2　OH　COONa　$\xrightarrow{-CO_2}$　NH_2　OH　$\xrightarrow{[O]}$　HO　OH　O　O　H_2N　NH_2

$\xrightarrow{[O]}$　HO　OH　O　O　HO　OH

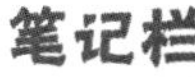
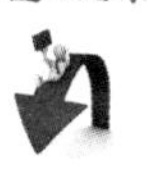

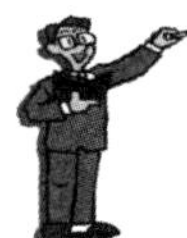

实验内容

取5支试管，编号，各加入0.025 % PAS-Na溶液10 mL。除1号试管外，各试管分别加入双氧水（10 mg/50 mL）12滴。在3号试管中加入硫代硫酸钠试液（10 g/30 mL）20滴。在4、5号试管中分别加入$CuSO_4$试液（2 mg/10 mL）6滴。在5号试管加入EDTA试液（10 mg/10 mL）20滴。各试管用蒸馏水稀释至刻度一致。

将所有试管同时置入80 ~ 90 ℃水浴中，记录置入时间，维持此温度，间隔30 min取样，放置至室温，用722型分光光度计在440 nm处测定各样品的透光率。

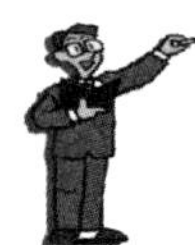

实验结果

试液/试管		1	2	3	4	5
PAS-Na溶液		10 mL	10 mL	10 mL	10 mL	10 mL
双氧水			12滴	12滴	12滴	12滴
硫代硫酸钠试液				20滴		
$CuSO_4$试液					6滴	6滴
EDTA试液						20滴
纯化水定容至		20 mL	20 mL	20 mL	20 mL	20 mL
$A_{440\ nm}$	30 min					
	60 min					

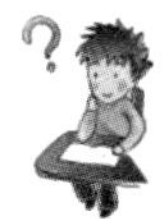

思考题

1. 在1 ~ 5号试管中，哪个试管的颜色最深，吸光度值最大？为什么？

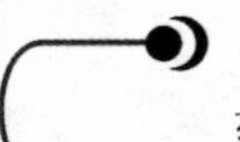

笔记栏

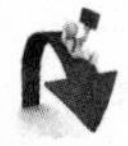

2. 药物被氧化着色与哪些因素有关？如何采取措施防止药物氧化？

3. PAS-Na 氧化后生成什么物质？写出反应式。

实验六　抗生素和磺胺类药物的化学性质实验

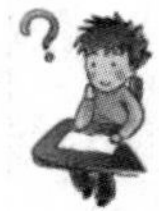

实验目标

1. 掌握抗生素和磺胺类药物的鉴别原理和鉴别方法。
2. 熟悉鉴别实验操作中的基本方法。

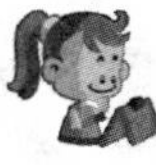

实验原理

1. 青霉素类及头孢菌素类药物具有 β-内酰胺环，不稳定，在碱性中与盐酸羟胺作用，β-内酰胺环破裂生成羟肟酸，在稀酸中与高铁离子呈色（异羟肟酸铁鉴别反应）。

2. 某些青霉素及头孢菌素类药物具有 α-氨基酸结构，可发生双缩脲反应，在碱性条件下与铜离子络合显色。

3. 红霉素大环内酯结构上的苷键和内酯键遇酸水解断裂，大环结构上的羟基脱水重排生成有色物，产物在氯仿中溶解度较大。

4. 盐酸环丙沙星为喹诺酮类药物，具有叔胺结构，能与丙二酸、醋酐反应显红棕色。

5. 磺胺嘧啶磺胺（磺胺甲噁唑）具芳伯胺基，可发生重氮化-偶合反应；磺酰胺基显弱酸性，在碱性条件下可被铜离子取代，生成难溶性的铜盐沉淀。

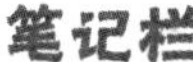

笔记栏

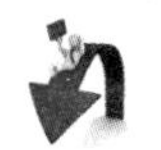

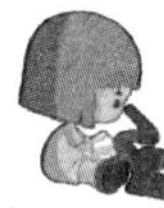

试药、试剂和仪器

1. 试药

注射液氨苄西林钠、头孢氨苄胶囊、注射用乳糖酸红霉素、盐酸环丙沙星片、磺胺嘧啶(磺胺甲噁唑)片。

2. 试液

盐酸、盐酸羟胺、氢氧化钠、丙二酸、醋酐、硫酸、0.4%的氢氧化钠溶液、酸性硫酸铁胺试液、乙醇、碱性酒石酸酮、硫酸。

3. 仪器

滴管、药勺、烧杯、试管、抽滤瓶、布氏漏斗、玻璃漏斗、真空泵、橡皮管、干燥箱、水浴涡。

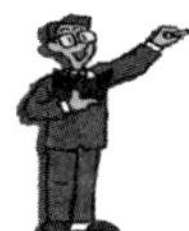

实验内容

1. 氨苄西林钠

(1)取氨苄西林钠约 20 mg,加水 2 mL 与盐酸羟胺溶液[取 34.8% 盐酸羟胺溶液 1 份,醋酸钠-氢氧化钠溶液(取醋酸钠 10.3 g,与氢氧化钠 86.5 g,加水溶解使成 1 000 mL)1 份,乙醇 4 份,混匀] 3 mL,振摇溶解后,放置 5 min,加酸性硫酸铁胺试液 1 mL,摇匀,溶液显紫红色。

(2)取本品适量,加水 2 mL 使溶解,滴加稀盐酸 1 滴,即生成白色沉淀,该沉淀能在三氯甲烷、乙醚、乙醇、氢氧化钠溶液或过量盐酸中溶解。

2. 头孢氨苄

取头孢氨苄胶囊 5 mg,加乙醇溶解后,过滤;取滤液适量,滴加碱性酒石酸铜溶液 2 ~3 滴,溶液即显蓝紫色。

3. 乳糖酸红霉素

(1)取乳糖酸红霉素 10 mg,加硫酸 2 mL,缓缓摇匀,即显红棕色。

(2)取乳糖酸红霉素 10 mg,加丙酮 2 mL 振摇溶解后,加盐酸 2 mL,即显橙黄色,渐变为紫红色;再加氯仿 2 mL 振摇,氯仿层显紫色。

4. 盐酸环丙沙星

取本品约 50 mg,置干燥试管中,加丙二酸约 30 mg,醋酐 10 滴,在水浴上加热 5 ~10 min,溶液显红棕色。

5. 磺胺嘧啶(磺胺甲噁唑)

(1)取本品适量,约 50 mg,置试管中,加稀盐酸 1 mL,必要时缓缓煮沸使溶解,放冷,各加亚硝酸钠试液数滴,再滴加碱性 β-萘酚试液数滴,即生成鲜红色沉淀。

(2)取本品适量,约 100 mg,置试管中,分别加水和 0.4% 的氢氧化钠溶液 3 mL,振摇使溶解,滤过,分取滤液于试管中,再滴加硫酸铜试液 1 滴,即生成草绿色沉淀。

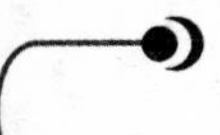

笔记栏

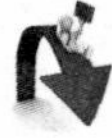

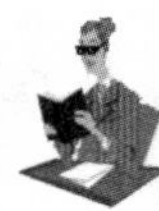

注意事项

对于药物的制剂性质实验，应该先做预处理，使用易溶溶剂将药物先提取出来，然后再取适量的样品，照上述方法进行，实验现象应同原料药的鉴别实验。

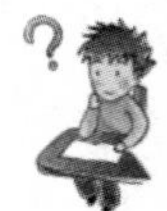

思考题

1. β-内酰胺类药物在水溶液中不稳定，为什么？

2. 氨苄西林钠、阿莫西林是否可以发生双缩脲反应？头孢氨苄是否可以用异羟肟酸铁反应鉴别？

3. 影响红霉素的化学稳定性的结构因素有哪些？

笔记栏

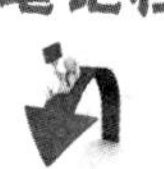

实验七　水溶性维生素、心血管系统药物和周围神经系统药物的性质

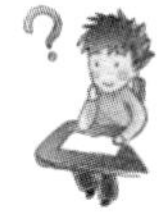

实验目标

1. 掌握药物的鉴别原理和鉴别方法。
2. 熟悉鉴别实验操作中的基本方法。

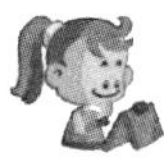

实验原理

1. 维生素 B_1 在碱性条件下不稳定，可被氧化成硫色素，硫色素溶于正丁醇显蓝色荧光，加酸后荧光消失，碱化后荧光又显现；维生素 B_1 还可显生物碱样的鉴别反应，与碘、碘化汞钾反应生成沉淀。

2. 维生素 C 还原性较强，可还原硝酸银产生银的黑色沉淀；还原 2,6-二氯淀粉试液，使其红色转变为无色。

3. 盐酸普罗帕酮和盐酸胺碘酮的化学结构中具有酮基，可与 2,4-二硝基苯肼作用，生成金黄色沉淀。

4. 马来酸氯苯那敏

(1)马来酸氯苯那敏具有叔胺结构，可与枸橼酸醋酐试液作用显紫红色。

(2)马来酸氯苯那敏为马来酸和氯苯那敏所成的盐，因马来酸含有不饱和双键，可使紫色高锰酸钾试液褪色。

5. 盐酸普鲁卡因分子结构中具有芳伯氨基和酯键。

(1)芳伯氨基在酸性条件下可与亚硝酸钠发生重氮化反应，继而与碱性 β-萘酚发生偶合反应，生成偶氮化合物，产生红色沉淀。

(2)酯键能水解，在热、酸、碱性条件下更容易水解，生成二乙氨基乙醇和对氨基苯甲酸白色沉淀，加热后，二乙氨基乙醇挥发，可使湿润的红色石蕊试纸变蓝。

6. 盐酸利多卡因结构中具有酰胺键和叔胺结构，水溶液能与三硝基苯酚试液生成复盐沉淀；碱性条件下水溶液能与硫酸铜试液作用，生成配合物而显色。

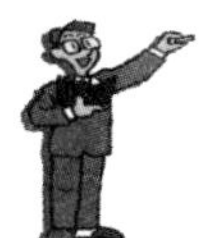

实验内容

1. 维生素 B_1

(1)取本品片剂约 10 mg，研碎，加水溶解后，过滤，滤液蒸干后，加氢氧化钠试液 2.5 mL 溶解后，加铁氰化钾试液 0.5 mL 与正丁醇 5 mL，强力振摇 2 min，放置使分层，观察上层的醇层和下层水层的现象；滴加稀硝酸成酸性，观察实验现象；再滴加 10%

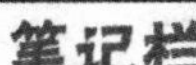

笔记栏

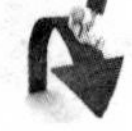

的氢氧化钠试液成碱性,观察实验现象。

(2)取本品约 30 mg,分成两份:一份加碘试液 2 滴,观察实验现象;另一份加碘化汞钾试液 2 滴,观察实验现象。

2. 维生素 C

取维生素 C 注射液 0.2 g 加水至 10 mL,照下述方法实验。

(1)取溶液 5 mL,加硝酸银试液 0.5 mL,观察实验现象。

(2)取溶液 5 mL,加二氯靛酚钠试液 1 ~2 滴,观察实验现象。

3. 盐酸普罗帕酮片和盐酸胺碘酮片

取本品细粉适量(约相当于本品 20 mg),加乙醇 4 mL 使药物溶解,静置片刻,取上清液,加 2,4-二硝基苯肼试液,振摇,观察实验现象。

4. 马来酸氯苯那敏片

(1)取本品细粉适量(约相当于马来酸氯苯那敏 8 mg),加水 4 mL,搅拌,滤过,滤液蒸干,加枸橼酸醋酐试液 1 mL,置水浴上加热,观察实验现象。

(2)取本品细粉适量(约相当于马来酸氯苯那敏 20 mg),加稀硫酸 2 mL,搅拌,滤过,滤液滴加高锰酸钾试液,观察实验现象。

5. 盐酸普鲁卡因

(1)取本品约 50 mg,加盐酸试液 2 mL,振摇使溶解,加 0.1 mol/L 亚硝酸钠试液数滴,再滴加碱性 β-萘酚试液,观察实验现象。

(2)取本品约 0.1 g,加水 2 mL 溶解后,加氢氧化钠试液 1 mL,观察实验现象。加热 20 min,放冷,加盐酸酸化,观察实验现象。

6. 盐酸利多卡因

取盐酸利多卡因注射液约 0.2 g,加水 20 mL 溶解(注射剂可直接进行实验)。

(1)取上述溶液 10 mL,加三硝基苯酚(苦味酸)试液 10 mL,观察实验现象。

(2)取上述溶液 2 mL,加碳酸钠试液 1 mL,加硫酸铜试液 0.2 mL,观察实验现象;加氯仿 2 mL,振摇后放置,观察实验现象。

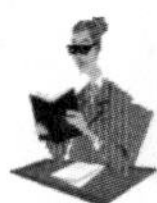

注意事项

对于药物的制剂性质实验,应该先做预处理,然后称取适量的样品,照上述方法进行,实验现象应同原料药的鉴别实验。

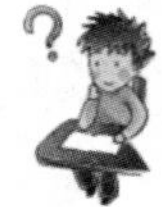

思考题

1. 影响维生素 C 和盐酸普鲁卡因稳定性的结构和外界因素有哪些?配制该药的注射液时应注意哪些条件?

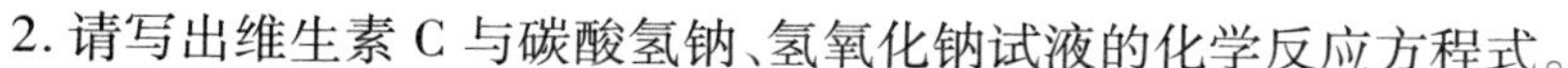
笔记栏
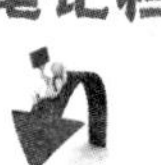

2. 请写出维生素 C 与碳酸氢钠、氢氧化钠试液的化学反应方程式。

3. 盐酸普罗帕酮、盐酸胺碘酮、盐酸普鲁卡因、盐酸利多卡因中的盐酸如何鉴别?

4. 写出盐酸普鲁卡因的重氮化-偶合反应的方程式,并指出还有哪些已学过的药物可用该反应鉴别。

5. 指出盐酸利多卡因在碱性条件下与铜离子反应的结构因素,还有哪些药物可在上述条件下与铜离子试液反应。

项目二
药物分析实训

实训情景一　药物检验基本技能训练

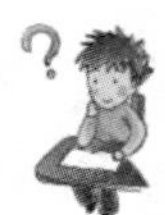

实验目标

掌握玻璃仪器的洗涤和干燥。

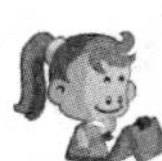

基础知识

在分析工作中,洗涤玻璃仪器不仅是一项必须做的实验前的准备工作,也是一项有一定技术性的工作。仪器洗涤是否符合要求,对检验结果的准确度和精密度均有大的影响。不同分析目的有不同的器皿洗净要求,本次实训以一般定量化学分析为主介绍玻璃仪器的洗涤方法。

(一)洁净剂及其使用范围

最常用的洁净剂是肥皂、肥皂液(特制商品)、洗衣粉、去污粉、洗液及有机溶剂等。肥皂、肥皂液、洗衣粉、去污粉用于可以用刷子直接刷洗的器皿,如烧杯、三角瓶、试剂瓶等;洗液多用于不便使用刷子洗刷的器皿,如滴定管、移液管、容量瓶、蒸馏器等特殊形状的仪器,也用于洗涤长久存放的杯皿器具和刷子刷不下的污垢。用洗液洗涤仪器,是利用污物被洗液氧化,将其去除。因此需要浸泡一定的时间让其充分作用。

(二)洗涤液的制备及使用注意事项

洗涤液简称洗液,根据不同的要求有各种不同的洗液。

强酸氧化剂洗液,是用重铬酸钾和浓硫酸配成。重铬酸钾在酸性溶液中,有很强的氧化能力,对玻璃仪器极少有侵蚀作用。所以这种洗液在实验室内使用最广泛。

配制浓度从5% ~12%的各种浓度都有。配制方法大致相同:取一定量的重铬酸钾(工业品即可),先用1 ~2 倍的水加热溶解,稍冷后,将工业品浓硫酸按所需体积数缓缓加入重铬酸钾水溶液中(千万不能将水或溶液加入浓硫酸中),边倒边用玻璃棒搅拌,并注意不要溅出,混合均匀,待冷却后,装入洗液瓶备用。新配制的洗液为红褐色,氧化能力很强;当洗液用久后变为黑绿色,即说明洗液已无氧化洗涤力。

笔记栏

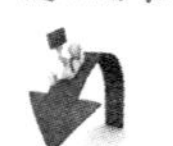

(三)洗涤玻璃仪器的步骤与要求

1. 常法洗涤仪器

洗刷仪器时,应首先将手用肥皂洗净,以免手上的油渍附在仪器上,增加洗刷的困难。如仪器长久存放附有灰尘,先用清水冲去,再按要求选用洁净剂洗刷或洗涤。如用去污粉,将刷子蘸上少量去污粉,将仪器内外全刷一遍,再边用水冲边刷洗至肉眼看不见有泡沫时,用自来水洗 3 ~6 次,再用蒸馏水冲 3 次以上。用蒸馏水冲洗时,要用顺壁冲洗方法并充分振荡,经蒸馏水冲洗后的仪器,用 pH 试纸检查应为中性,同时以仪器内壁不挂水珠为度。如仍能挂住水珠,则需要重新洗涤。

2. 做痕量金属分析的玻璃仪器

使用浓度 1 : 1 ~1 : 9 的硝酸溶液浸泡,然后进行常法洗涤。

3. 荧光分析用玻璃仪器

应避免使用洗衣粉洗涤(因洗衣粉中含有荧光增白剂,会给分析结果带来误差),而用其他适宜的方法。

(四)玻璃仪器的干燥

做实验经常要用到的仪器,应在每次实验完毕后洗净、干燥备用。不同实验对干燥有不同要求。

1. 晾干

备用的仪器,可在蒸馏水冲洗后在无尘处倒置使其自然干燥。此外可用安有木钉的架子或带有透气孔的玻璃柜放置仪器。

2. 烘干

洗净的仪器于无尘处倒置控去水分,放在烘箱内烘干,烘箱湿度为 105 ~110 ℃烘 1 h 左右。也可放在红外灯干燥箱中烘干。此法适用于一般仪器。称量瓶等在烘干后要放在干燥器中冷却和保存。带实心玻璃塞及厚壁仪器烘干时要注意慢慢升温,并且温度不可过高,以免破裂。量筒等量器不可放于烘箱中烘干。

实训内容

(一)用品

1. 仪器

烧杯、量筒、滴定管、移液管、容量瓶、天平。

2. 试剂

重铬酸钾、浓 H_2SO_4。

(二)方法与步骤

1. 洗液的配制

举例:配制 12% 的洗液 50 mL。

取 6 g 工业品重铬酸钾置于 10 mL 水中(加水量不是固定不变的,以能溶解为度),加热溶解,冷却,徐徐加入浓硫酸 40 mL,边加边搅拌,冷后装瓶备用。

这种洗液在使用时要切实注意不能溅到身上,以防“烧”破衣服和损伤皮肤。洗液入要洗的仪器中,应使仪器周壁全浸洗放置几分钟后再倒回洗液瓶。第一次用少量

笔记栏

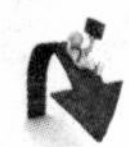

水冲洗刚浸洗过的仪器，废水不要倒在水池和下水道里，防止腐蚀水池和下水道，而应倒在废液缸中。

2. 仪器的洗涤

按规范要求清洗实验台所有玻璃仪器，为后续实验做好准备。

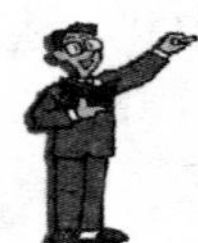

实训检测

请查阅资料还有哪些洗液配制方法。

实训情景二　水杨酸盐与苯甲酸盐的鉴别实验

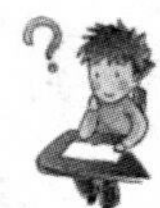

实训目的

1. 掌握水杨酸类和苯甲酸类药物的三氯化铁反应原理、操作方法及结果现象的区别。

2. 熟悉其他含酚羟基药物的三氯化铁鉴别实验。

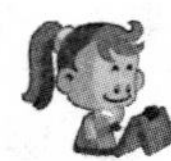

实训内容

（一）用品

1. 仪器

电子天平、试管架与试管、量筒（10 mL）、研钵、牛角匙、滤纸、称量纸、水浴锅、漏斗与漏斗架、洗瓶。

2. 试药

三氯化铁试液、新制5%碳酸氢钠溶液、水杨酸、苯甲酸钠、阿司匹林（片）。

3. 试液

三氯化铁试液：取三氯化铁9 g，加水使溶解成100 mL，即得。

稀盐酸：取盐酸234 mL，加水稀释至1 000 mL，即得。本液含HCl应为9.5% ~10.5%。

（二）方法与步骤

鉴别1：水杨酸类

取水杨酸的水溶液，加三氯化铁试液1 滴，即显紫堇色。

笔记栏

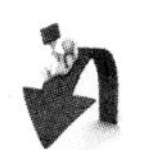

鉴别 2:苯甲酸钠类

取苯甲酸钠约 0.5 g,加水 10 mL,溶解后,滴加三氯化铁试液,即生成赭色沉淀,再加稀盐酸,变为白色沉淀。

取阿司匹林(片)约 0.1 g,研成粉末,加水 10 mL 煮沸,放冷,加三氯化铁试液 1 滴,即显紫堇色。

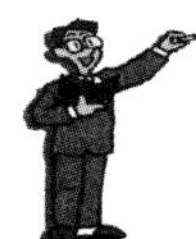

实训检测

试举出几例能与三氯化铁反应的其他药物。

实训情景三　水杨酸原料药的含量测定

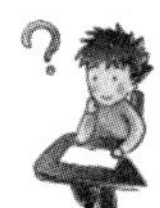

实训目的

掌握酸碱滴定法测定水杨酸原料药的含量测定的原理及操作,并能进行原料药含量有关计算。

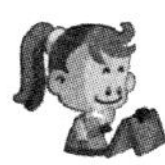

实训原理

根据对水杨酸分子结构中含有游离羧基具有一定的酸性,可与碱成盐的性质,以标准碱滴定液直接滴定。2015 版药典规定,水杨酸原料药含水杨酸的量不得少于 99.5%。

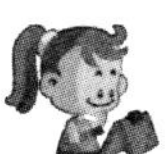

实训内容

(一)用品

1. 仪器

电子天平、试管架与试管、烧杯、量筒(10 mL)、碱式滴定管、研钵、牛角匙、滤纸、称量纸、水浴锅、漏斗与漏斗架、容量瓶、洗瓶。

笔记栏

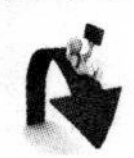

2. 试药

水杨酸原料药、乙醇、酚酞、氢氧化钠。

3. 试液

(1)酚酞指示液:取酚酞 1 g,加乙醇 100 mL 使溶解,即得(必要时滤过)。变色范围 8.3~10.0(无色-红色)。

(2)中性乙醇:取 95% 乙醇,加酚酞指示液 2~3 滴,用氢氧化钠滴定液(0.1 mol/L)滴定至显粉红色,即得。每次配制量不宜超过 100 mL,配好以后储存时间也不要太长,否则粉红色会褪色。

(3)稀乙醇:取乙醇 529 mL,加水稀释至 1 000 mL,即得。本液在 20 ℃时含乙醇应为 49.5% ~50.5%。

(4)氢氧化钠滴定液(0.1 mol/L)。

(二)配制

取氢氧化钠适量,加水振摇,使其溶解成饱和溶液,冷却后,置聚乙烯塑料瓶中,静置数日,澄清后备用。

氢氧化钠滴定液(0.1 mol/L):取澄清的氢氧化钠饱和溶液 5.6 mL,加新沸过的冷水使成 1 000 mL,摇匀。

(三)标定

氢氧化钠滴定液(1 mol/L) 取在 105 ℃ 干燥至恒重的基准邻苯二甲酸氢钾约 0.6 g,精密称定,加新沸过的冷水 50 mL,振摇,使其尽量溶解;加酚酞指示液 2 滴,用本液滴定;在接近终点时,应使邻苯二甲酸氢钾完全溶解,滴定至溶液显粉红色。每 1 mL 氢氧化钠滴定液(1 mol/L)相当于 20.42 mg 的邻苯二甲酸氢钾。根据本液的消耗量与邻苯二甲酸氢钾的取用量,算出本液的浓度,即得。

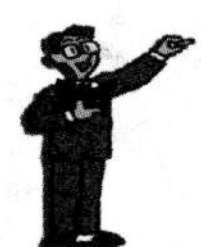

测定方法与步骤

含量测定:取本品约 0.3 g,精密称定,加中性稀乙醇(对酚酞指示液显中性) 25 mL 溶解后,加酚酞指示液 3 滴,用氢氧化钠滴定液(0.1 mol/L)滴定,每 1 mL 氢氧化钠滴定液(0.1 mol/L)相当于 13.81 mg 的水杨酸。

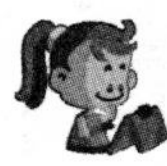

原始数据

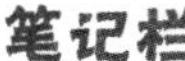
笔记栏
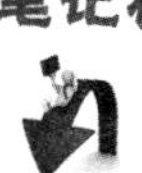

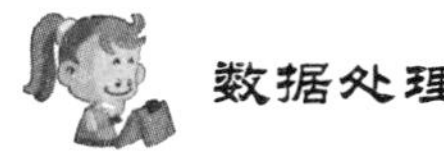

数据处理

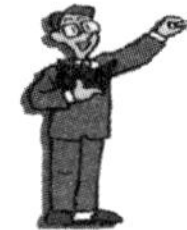

实验结论

实训情景四　高效液相色谱法测定吡拉西坦片的含量

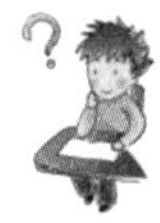

实训目的

1. 掌握高效液相色谱仪的使用。
2. 测定外标法吡拉西坦片中吡拉西坦的含量。

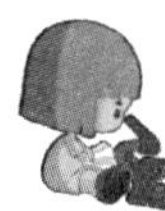

药品与仪器

高效液相色谱仪、色谱纯甲醇、吡拉西坦对照品。

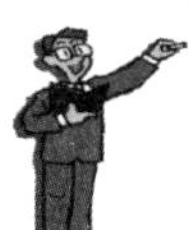

操作步骤

采用 HPLC 外标法测定本品含量。

1. 色谱条件与系统适用性

选用 Shim-pack C18 色谱柱，流动相为甲醇-水（10∶90），检测波长 210 nm，流速

笔记栏

0.6 mL/min。理论板数按吡拉西坦峰计算不低于2 000。

2. 对照品配制

吡拉西坦对照品适量约10 mg，精密称定，加甲醇-水（10 ∶ 90）溶解，定容至100 mL容量瓶中。

3. 供试品配制

取本品20片，精密称定，研细，精密称取（约相当于吡拉西坦0.1 g），置100 mL量瓶中，加流动相适量，振摇使吡拉西坦溶解，用流动相稀释至刻度，摇匀，滤过。精密量取续滤液5 mL，置于50 mL量瓶中，加流动相稀释至刻度，摇匀。

4. 测定

精密量取对照品和供试品各10 μL，分别注入液相色谱仪，记录峰面积，计算。

5. 含量

本品含吡拉西坦应为标示量的95.0% ~100.0%。

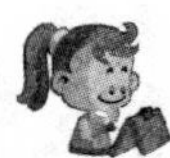

原始数据

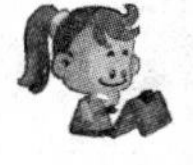

数据处理

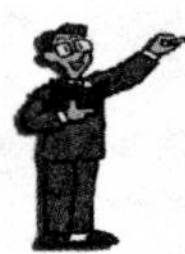

实验结论

笔记栏

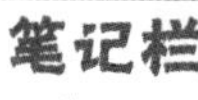

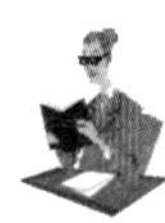

注意事项

吡拉西坦浓度在 0.05 ~ 0.25 mg/mL 与相应的峰面积呈良好的线性关系。

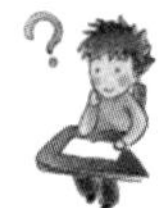

思考题

1. 吡拉西坦片若用加校正因子内标法如何测定其含量?

2. 内标法和外标法有何不同? 各自的优缺点是什么?

3. 用色谱法对药物进行鉴别,常用的色谱法有哪些?

实训情景五　盐酸普鲁卡因注射液的含量测定

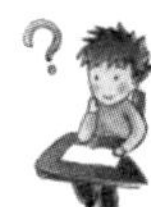

实训目的

1. 掌握永停滴定法的实验原理及其实验步骤。
2. 熟悉永停滴定法指示滴定终点的原理。

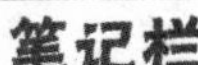
笔记栏

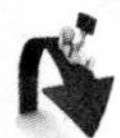

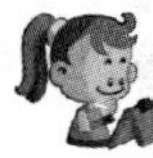

实训原理

盐酸普鲁卡因分子结构中具有芳伯氨基，在酸性溶液中与亚硝酸定量反应，生成重氮盐，反应终点用永停滴定法指示。

永停滴定法采用铂-铂电极系统。测定时，先将电极插入供试品的盐酸溶液中，当在电极间加一低电压（约为 50 mV）时，若电极在溶液中极化，则在滴定终点前，溶液中无亚硝酸，线路仅有很小或无电流通过，电流计指针不发生偏转或偏转后即回复到初始位置；当到达终点时溶液中有微量亚硝酸存在，使电极去极化，发生氧化还原反应。

阳极：$NO + H_2O \rightarrow HNO_2 + H^+ + e$

阴极：$HNO_2 + H^+ + e \rightarrow NO + H_2O$

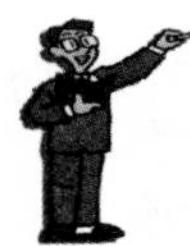

操作步骤

精密量取盐酸普鲁卡因注射液适量（约相当于盐酸普鲁卡因 0.1 g），采用永停滴定法插入铂电极后，将滴定管尖端插入液面下约 2/3 处，用亚硝酸钠滴定液（0.05 mol/L）迅速滴定，随滴随搅拌，至近终点时将滴定管尖端提出液面，用少量水淋洗，继续缓慢滴定，至电流计指针突然不再回复，即为终点，记录消耗的滴定液体积。已知每 1 mL 亚硝酸钠滴定液（0.05 mol/L）相当于 27.28 mg 的 $C_{13}H_{20}N_2O_2 \cdot HCl$。

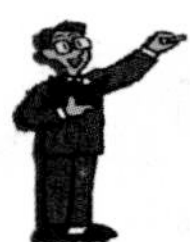

永停滴定仪的使用方法

1. 开机

开启电源，三通转换阀置吸液位置（阀体调节帽顺时针旋转到底，吸液指示灯亮），按吸液键，泵管活塞下移，滴定液被吸入泵体，下移到极限位置时自动停止，再转三通阀到注液位（逆时针旋转到底，注液指示灯亮），按注液键，泵管活塞上移，先赶走泵体内的气泡，活塞上移到极限位时，自动停止，随后再在吸液位按吸液键，如此反复 2～3 次，即可赶走泵体和液路管道中的所有气泡，同时在整个液路中充满滴定液。

2. 准备

把电极和滴定管下移，浸入被滴定溶液的烧杯中，三通阀置注液位，灵敏度按《中国药典》（2005 年版）要求，根据被滴定溶液不同，置 10-8 或 10-9A。在被滴定溶液的烧杯中加入搅拌棒，打开搅拌开关，调节搅拌速度电位器，使搅拌速度适中。

3. 滴定

将三通阀置注液位按“滴定开始”键，仪器就开始自动滴定，先快后慢，仪器出现加终点后，指针返回门限值以下后又开始快滴后慢滴，反复多次，直到终点指针不再返

笔记栏

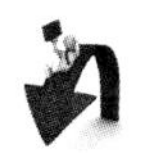

回，约 1 min 20 s 后，终点指示灯亮，同时蜂鸣器响，滴定结束，此时数字显示器显示的数字就是实际消耗的滴定液的毫升数。

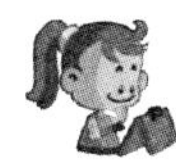

数据处理

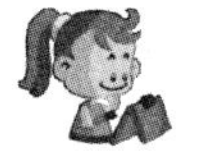

实验结果

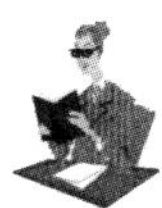

注意事项

1. 加入适量溴化钾可加快重氮化反应速率。
2. 加过量盐酸加速反应，加入盐酸的量一般为芳胺类药物与酸的摩尔比约等于 1∶2.5～6.0，反应温度在 10～30 ℃滴定。
3. 滴定管尖端插入液面下滴定。
4. 铂电极的灵敏度直接影响测定结果，滴定前必须活化处理。

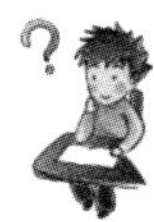

思考题

1. 简述亚硝酸钠滴定法测定盐酸普鲁卡因的基本原理及指示终点的方法。

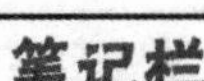

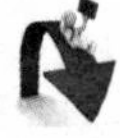

2. 若亚硝酸钠滴定液的浓度分别为 0.05 mol/L、0.10 mol/L，请计算其滴定度。

3. 根据盐酸普鲁卡因的化学结构，设计其原料药的两种含量测定方法（注：须采用容量分析法，不能使用仪器分析法），写出所用试剂和指示剂，并列出含量计算公式。

实训情景六　对乙酰氨基酚片的含量测定

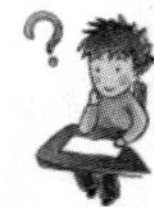

实训目的

1. 掌握紫外分光光度法测定对乙酰氨基酚片含量的原理及操作，并能进行有关计算。

2. 熟练使用紫外-可见分光光度法。

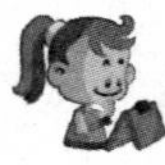

实训原理

根据对乙酰氨基酚能产生紫外吸收的性质，用氢氧化钠溶液配制成稀溶液，在其最大吸收波长处测定吸收度，根据吸收度与浓度的关系，用吸收系数法计算含量。

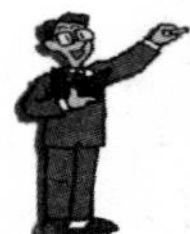

操作步骤

取本品 10 片，精密称定，研细，精密称取适量（约相当于对乙酰氨基酚 40 mg），置 250 mL 容量瓶中，加 0.4 % 氢氧化钠溶液 50 mL 与水 50 mL，振摇 15 min，加水至刻度，摇匀，滤过，精密量取续滤液 5 mL，置 100 mL 容量瓶中，加 0.4 % 氢氧化钠溶液 10 mL，加水至刻度，摇匀，照紫外-可见分光光度法，在 257 nm 的波长处测定吸光度，按 $C_8H_9NO_2$ 的吸收系数（$E_{1\,cm}^{1\%}$）为 715 计算。

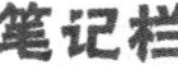

笔记栏

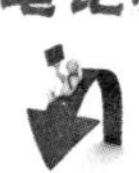

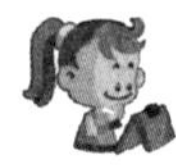

数据处理

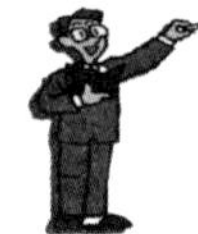

实验结论

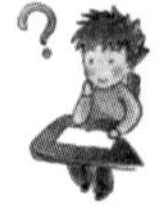

思考题

在紫外-可见分光光度法中,为什么供试品通常需要经过两步稀释?

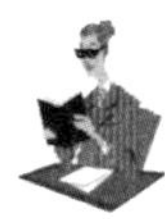

注意事项

1. 续滤液应澄清,不能有混浊。
2. 称取量应经过计算后,再按规定称取。

笔记栏

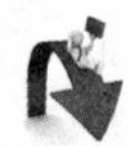

实训情景七　维生素 B_1 片的含量测定

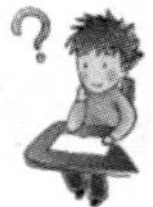

实训目的

1. 掌握维生素 B_1 片的含量测定的原理、操作和有关计算。

2. 能熟练使用紫外-可见分光光度计。

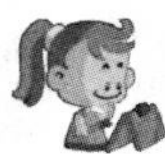

实训原理

(一)用品

1. 仪器

万分之一电子天平、烧杯、量筒(10 mL)、容量瓶、紫外-可见分光光度计、石英比色皿、移液管、研钵、牛角匙、滤纸、称量纸、水浴锅、漏斗与漏斗架、洗瓶。

2. 试药

维生素 B_1 片、盐酸。

(二)方法与步骤

取本品 20 片,精密称定,研细,精密称取适量(约相当于维生素 B_1 25 mg),置 100 mL 量瓶中,加盐酸溶液(9→1 000) 约 70 mL,振摇 15 min 使维生素 B_1溶解,加盐酸溶液(9→1 000) 稀释至刻度,摇匀,用干燥滤纸滤过,精密量取续滤液 5 mL,置于另一 100 mL 量瓶中,再加盐酸溶液(9→1 000) 稀释至刻度,摇匀,照紫外-可见分光光度法,在 246 nm 的波长处测定吸光度,按 $C_{12}H_{17}ClN_4OS \cdot HCl$ 的吸收系数($E_{1\,cm}^{1\%}$)为 421 计算,即得。

本品含维生素 B_1应为标示量的 90.0 % ~110.0%。

原始数据

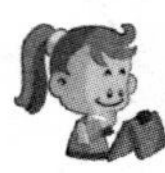

数据处理

项目三
药剂学实训

实训一 混悬剂的制备

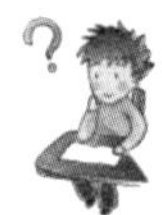

实训目标

1. 学习不同药物混悬液的配制方法;混悬型液体药剂的质量评定方法。
2. 了解助悬剂、表面活性剂、电解质在混悬液中的作用。

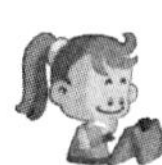

实验原理

混悬剂系指难溶性固体药物以微粒状态分散于液体分散介质中形成的非均相分散体系,属于粗分散体系。分散质点一般在0.5~10 μm之间,但有的可达50 μm或更大。分散介质多为水,也可用植物油。优良的混悬剂其药物颗粒应细腻均匀、沉降缓慢;沉降后的微粒不结块,稍加振摇即能均匀分散;黏度适宜,易倾倒,且不沾瓶壁。

由于重力的作用,混悬剂中微粒在静置时会发生沉降。为使微粒沉降缓慢,应选用颗粒细小的药物及加入助悬剂增加分散介质的黏度。如羧甲基纤维素钠等除使分散介质黏度增加外,还能形成一个带电的水化膜包在微粒表面,防止微粒聚集。此外,还可采用加润湿剂(表面活性剂)、絮凝剂、反絮凝剂的方法来增加混悬剂的稳定性。

混悬剂的制备方法有分散法和凝聚法(如化学凝聚法和物理凝聚法)。

分散法是将固体药物粉碎成微粒,再根据主药的性质混悬于分散介质中并加入适宜的稳定剂。亲水性药物可先干研至一定的细度,再加液研磨(通常一份固体药物,加0.4~0.6份液体为宜)至适宜分散度,最后加入其余液体至全量。遇水膨胀的药物配制时不采用加液研磨。疏水性药物可加润湿剂或高分子溶液研磨,使药物颗粒润湿,在颗粒表面形成带电的吸附膜,再加其他液体研磨,最后加水性分散媒稀释至全量,混匀即得。

凝聚法是将离子或分子状态的药物借助物理或化学方法凝聚成微粒,再混悬于分散介质中形成混悬剂。

制备混悬剂的操作要点如下:

(1)助悬剂应先配成一定浓度的稠厚液。固体药物一般宜研细、过筛。

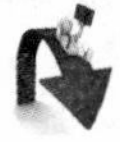

笔记栏

(2)分散法制备混悬剂,宜采用加液研磨法。

(3)用改变溶剂性质析出沉淀的方法制备混悬剂时,应将醇性制剂(如酊剂、醑剂、流浸膏剂)以细流缓缓加入水性溶液中,并快速搅拌。

(4)投药瓶不宜盛装太满,应留适当空间以便于用前摇匀。并应加贴印有“用前摇匀”或“服前摇匀”字样的标签。

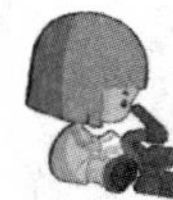

实验用品

1. 仪器

台式天平、称量纸、药匙、100 mL 烧杯、10 mL 量筒、玻璃棒、乳钵、10 mL 具塞量筒。

2. 材料

氧化锌、硫酸钡、硫黄、炉甘石、樟脑、甘油、三氯化铝、西黄蓍胶、枸橼酸钠、苯扎溴铵、吐温 80。

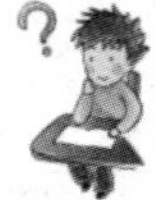

实验内容

(一)药物亲水与疏水性质的观察

取试管,加少量蒸馏水,分别加入少量氧化锌、炉甘石等的粉末,观察与水接触的现象。分辨哪些是亲水的,哪些是疏水的,记录于报告上。

(二)观察各种附加剂对炉甘石洗剂稳定性的影响

1. 处方(表 1)

表 1　炉甘石洗剂处方

	处方一	处方二	处方三	处方四	处方五
炉甘石(g)	3.0	3.0	3.0	3.0	3.0
氧化锌(g)	1.5	1.5	1.5	1.5	1.5
50% 甘油(mL)	2.4	2.4	2.4	2.4	2.4
羧甲基纤维素钠(g)	0.15				
枸橼酸钠(g)		0.15			
吐温 80(g)			0.6		
三氯化铝(g)				0.1	
蒸馏水(mL)加至	30	30	30	30	30

2. 制法

(1)取炉甘石 18 g,置乳钵中研细,再加入氧化锌 9 g,研匀,过 100 目筛,分成 5 份(重量法,每份 4.5 g),分别转入干燥乳钵中。

(2)各加入 50% 甘油 2.4 mL,研磨成糊状。

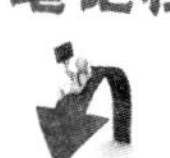

(3)处方一,加入1.5%羧甲基纤维素钠胶浆10 mL,研磨。

处方二,加入1.5%枸橼酸钠溶液10 mL,研磨。

处方三,加入10%吐温80, 6 mL,研磨。

处方四,加入1%三氯化铝10 mL,研磨。

处方五,加入蒸馏水10 mL,研磨。

(4)取蒸馏水4 mL倒至乳钵中,继续研磨后转移至50 mL量杯中,重复上述操作3次,至乳钵中内容物全部转移至量杯中,在量杯中加水至30 mL。

(5)分别取10 mL至有刻度的10 mL具塞量筒中,塞住管口,同时用力振摇1 min,静置,记录原始高度H_0,计时,于5,10,15,20,30,45,60 min测定沉降物高度H,计算沉降体积比$F=H/H_0$。沉降体积比在0~1之间,其数值愈大,混悬剂愈稳定。

(6)重新分散实验:将装有炉甘石洗剂的具塞量筒放置2 h,使其沉降,然后将具塞量筒倒置翻转(一反一正为一次),记录沉降物分散完全所需翻转的次数。所需翻转的次数愈少,则混悬剂重新分散性愈好。若始终未能分散,表示结块亦应记录。

附:1.5%羧甲基纤维素钠胶浆的制备

取蒸馏水100 mL,分次撒入CMC-Na 1.5 g,待充分溶胀后,于水浴(40~50 ℃)中加热溶解,即得。

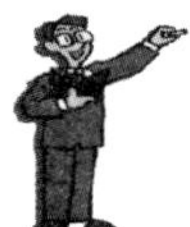

实验结果

1. 炉甘石洗剂实验数据(表2)

表2 炉甘石洗剂的沉降体积比与重新分散测定数据

原始高度H_0=　　cm

时间(min)	处方一		处方二		处方三		处方四		处方五	
	H(cm)	H/H_0	H(cm)	H/H_0	H(cm)	H/H_0	H(cm)	H/H_0	H(cm)	H/H_0
5										
10										
15										
20										
30										
45										
60										
重新分散翻转次数										

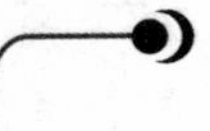

笔记栏

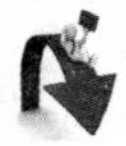

2. 作图

根据表中数据，以沉降体积比 H/H_0 为纵坐标，时间为横坐标作图，绘制沉降曲线。

3. 结论

比较 5 个处方的稳定性。

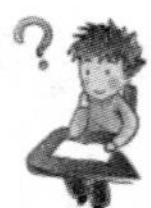

思考题

1. 综合各项指标，分析、比较 5 个炉甘石洗剂处方中，哪一个最好？为什么？

2. 5 个炉甘石洗剂处方中各个附加剂起的作用是什么？

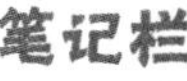

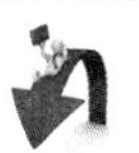

3. 混悬剂的稳定性与哪些因素有关?

实训二　乳剂的制备

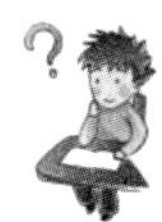

实训目标

1. 掌握乳剂的一般制备方法。

2. 熟悉乳剂类型的鉴别方法,比较不同方法制备乳剂的液滴粒度大小、均匀度及稳定性。

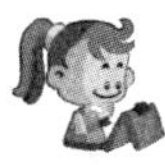

实验原理

乳剂系指两种互不相溶的液体混合,其中一种液体以液滴状态分散于另一种液体中形成的非均相分散体系。形成液滴的一相称为内相、不连续相或分散相;而包在液滴外面的一相则称为外相、连续相或分散介质。分散相的直径一般在 0.1 ~ 10 μm 之间。乳剂属热力学不稳定体系,须加入乳化剂使其稳定。乳剂可供内服、外用,经灭菌或无菌操作法制备的乳剂,也可供注射用。

乳剂因内、外相不同,分为 O/W 型和 W/O 型等类型,可用稀释法和染色镜检等方法进行鉴别。

通常小量制备时,可在乳钵中研磨制得或在瓶中振摇制得,如以阿拉伯胶作乳化剂,常采用干胶法和湿胶法。工厂大量生产多采用乳匀机、高速搅拌器、胶体磨制备。

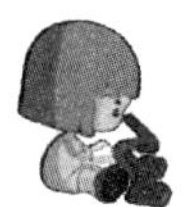

实验用品

1. 仪器

乳钵、具塞量筒、离心机、离心管、显微镜、载玻片、试管、台式天平、量筒。

2. 材料

液体石蜡、阿拉伯胶、羟苯乙酯、氢氧化钙、花生油、司盘 80、聚山梨酯 80。

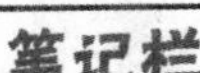

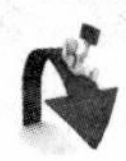

实验内容

(一)液体石蜡乳的制备

1. 处方

液体石蜡	12 mL
阿拉伯胶	4 g
羟苯乙酯醇溶液(50 g/L)	0.1 mL
蒸馏水	加至30 mL

2. 制法

(1)干胶法:①取液体石蜡12 mL置干燥乳钵中,将阿拉伯胶4 g分次加入,研匀。②再将蒸馏水8 mL一次性加入,迅速沿同一方向研匀,研至发出噼啪声,即形成稠厚乳白色的初乳。③取蒸馏水7 mL分次加入初乳中,研匀,将其转移至50 mL量筒中。④移液管量取0.1 mL羟苯乙酯溶液加入量筒中,加蒸馏水至全量,即得。

(2)湿胶法:①取蒸馏水8 mL置乳钵中,加入阿拉伯胶4 g配成胶浆,研匀。②再将液体石蜡12 mL分次加入(可采用滴加法),边加边研磨至初乳形成。③取蒸馏水7 mL分次加入初乳中,研匀,将其转移至50 mL量筒中。④移液管量取0.1 mL羟苯乙酯溶液加入量筒中,加蒸馏水至全量,即得。

(二)石灰搽剂的制备

1. 处方

氢氧化钙溶液	10 mL
花生油	10 mL

2. 制法

取氢氧化钙溶液及花生油各10 mL,置50 mL容量瓶中,用力振摇至乳剂形成。

附:氢氧化钙溶液的配制

取氢氧化钙0.3 g加入蒸馏水100 mL,振摇15 min,放置1 h,取上清液,即可。氢氧化钙溶解度为0.17%,此处为0.3%,即过饱和溶液。

(三)乳剂类型的鉴别

1. 稀释法

取试管2支,分别加入液体石蜡乳和石灰搽剂各1滴,再加蒸馏水约5 mL,振摇或翻转数次。观察是否能混匀。并根据实验结果判断乳剂类型。

2. 染色法

将上述两种乳剂用玻璃棒涂在载玻片上,分别用油溶性染料苏丹红和水溶性染料亚甲蓝染色,置显微镜下观察着色情况。根据镜检结果判断乳剂类型。将实验结果记录于表中。

笔记栏

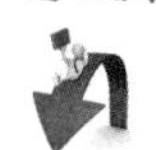

（四）乳剂稳定性考察

1. 离心法

分别取 5 mL 液体石蜡乳（干胶法）、液体石蜡乳（湿胶法）及石灰搽剂置刻度离心管中，编号，以 4 000 r/min 离心 15 min，比较分层情况。

2. 快速加热试验

分别取 5 mL 液体石蜡乳（干胶法）、液体石蜡乳（湿胶法）及石灰搽剂置具塞试管中，塞紧，置 80 ℃恒温水浴 30 min（或 60 ℃恒温水浴 60 min），比较分层情况。

3. 冷藏法

分别取 5 mL 液体石蜡乳（干胶法）、液体石蜡乳（湿胶法）及石灰搽剂置具塞试管中，塞紧，于冰箱或冷冻 30 min（冷藏 60 min），比较分层情况。

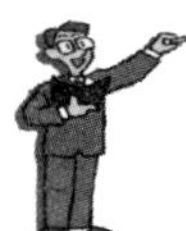

实验结果

1. 乳剂类型鉴别（表 3）

表 3　乳剂类型鉴别结果

	液体石蜡乳		石灰搽剂	
	内相	外相	内相	外相
苏丹红				
亚甲蓝				
乳剂类型				

2. 乳剂稳定性考察（表 4）

表 4　乳剂稳定性考察结果

	离心法	快速加热试验	冷藏法
液体石蜡乳（干胶法）			
液体石蜡乳（湿胶法）			
石灰搽剂			

笔记栏

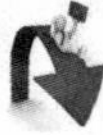

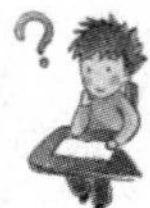

思考题

1. 分析本实验中各处方中各种组分的作用。

2. 分析各处方中的乳化剂。

3. 分析乳剂的不稳定性类型及其产生原因。

实训三　软膏剂的制备

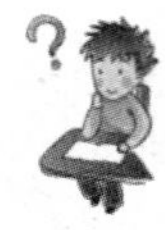

实训目标

1. 掌握不同类型基质软膏的制备方法。
2. 熟悉软膏剂中药物的加入方法。

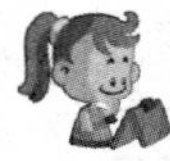

实验原理

软膏剂系指药物与适宜基质均匀混合制成的具有适当稠度的膏状外用制剂。它可在局部发挥疗效或起保护和润滑皮肤的作用，药物也可透过皮肤吸收进入体循环，产生全身治疗作用。

软膏由药物与基质组成，其中基质占软膏的绝大部分，它除起赋形剂的作用外，还对软膏剂的质量及疗效的发挥起重要作用。常用的基质有：油脂性基质、乳剂型基质和水溶性基质3类。

软膏的制备，可根据药物及基质的性质选用研和法、融和法和乳化法。

笔记栏

药物加入方法，分为可溶于基质中的药物、不溶性药物、半黏稠性药物、共熔成分药物及中草药软膏剂等的加入方法。

操作要点：

1. 选用的基质应纯净，否则应加热熔化后滤过，除去杂质，或加热灭菌后备用。

2. 混合基质熔化时应将熔点高的先熔化，然后加入熔点低的熔化。

3. 基质中可根据含药量的多少及季节的不同，酌情加蜂蜡、石蜡、液体石蜡或植物油以调节软膏硬度。

4. 不溶性药物应先研细过筛、再按等量递加法与基质混合。药物加入熔化基质后，应不停搅拌至冷凝，否则药物分散不匀。但已凝固后应停止搅拌，否则空气进入膏体使软膏不能久贮。

5. 挥发性或受热易破坏的药物，需待基质冷却至 40 ℃以下时加入。

6. 含水杨酸、苯甲酸、鞣酸及汞盐等药物的软膏，配制时应避免与铜、铁等金属器具接触，以免变色。

7. 水相与油相两者混合的温度一般应控制在 80 ℃以下，且两者温度应基本相等，以免影响乳膏的细腻性。

8. 乳化法中两相混合的搅拌速度不宜过慢或过快，以免乳化不完全或因混入大量空气使成品失去细腻和光泽并易变质。

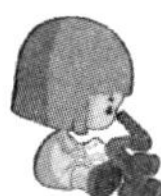

实验用品

1. 仪器

乳钵、水浴锅、显微镜、载玻片、烧杯、试管。

2. 材料

水杨酸、硬脂酸、单硬脂酸甘油酯、白凡士林、羊毛脂、液体石蜡、石蜡、三乙醇胺、司盘 80、OP 乳化剂、蒸馏水、苏丹-Ⅲ油溶液、亚甲蓝水溶液。

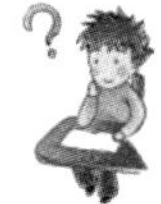

实验内容

（一）O/W 型乳剂基质软膏

1. 处方

水杨酸	2.0 g
硬脂酸	4.8 g
单硬脂酸甘油酯	1.4 g
白凡士林	0.4 g
羊毛脂	2.0 g
液体石蜡	2.4 g（约 2.8 mL）
三乙醇胺	0.16 g（约 4 滴）
蒸馏水	加至 40.0 g

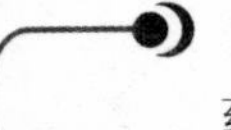

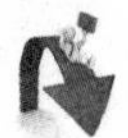

2. 制法

(1)将硬脂酸、单硬脂酸甘油酯、白凡士林、羊毛脂、液体石蜡置100 mL烧杯内,于水浴上加热至80 ℃左右,搅拌使其熔化。

(2)将三乙醇胺与计算量蒸馏水(26.84 g,约27 mL)置50 mL烧杯中,于水浴上加热至约85 ℃,搅拌混匀。

(3)在等温下,将水相以细流加到油相中(加入时间>5 min),并于水浴上不断顺时针搅拌至呈乳白色半固体,取出,再在室温下不断搅拌至近冷凝(大约50 ℃),即得O/W型乳剂基质。

(4)取水杨酸细粉(将水杨酸过100目筛即得)置乳钵中,采用等量递加法分次加入制得的O/W型乳剂基质,研匀即得。

(二)W/O型乳剂基质软膏

1. 处方

水杨酸	1.0 g
单硬脂酸甘油酯	2.0 g
石蜡	2.0 g
液体石蜡(重质)	10.0 g(约12 mL)
白凡士林	1.0 g
司盘80	0.05 g(约2滴)
OP乳化剂	0.1 g(约4滴)
蒸馏水	5.0 g(约5 mL)

2. 制法

(1)将单硬脂酸甘油酯、石蜡置100 mL烧杯中,于水浴中加热熔化,再加入白凡士林、液体石蜡、司盘80,于水浴上加热至完全熔化混匀后,保温于80 ℃。

(2)将同温的OP乳化剂和蒸馏水加入上述油相溶液中,边加边不断地顺时针搅拌,至呈乳白色半固体状,即得W/O型乳剂基质。

(3)取水杨酸细粉(将水杨酸过100目筛即得)置乳钵中,采用等量递加法分次加入制得的O/W型乳剂基质,研匀即得。

(三)乳剂型软膏剂基质类型鉴别

1. 加苏丹-Ⅲ油溶液1滴,置显微镜下观察,若连续相呈红色则为W/O型乳剂。

2. 加亚甲蓝水溶液1滴,置显微镜下观察,若连续相呈蓝色则为O/W型乳剂。

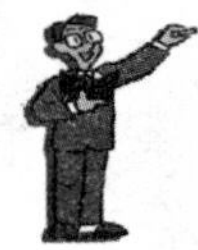

实验结果

乳剂型软膏基质类型鉴别见表5。

笔记栏

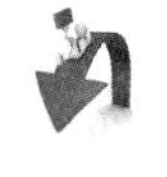

表 5　乳剂型软膏基质类型鉴别结果

	O/W 型乳剂基质软膏		W/O 型乳剂基质软膏	
	内相	外相	内相	外相
苏丹红				
亚甲蓝				

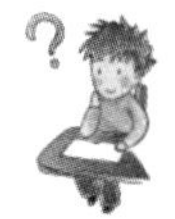

思考题

1. 软膏剂与眼膏剂的不同点有哪些？试述之。

2. 软膏剂制备方法有几种，各自适用范围有哪些？

3. 软膏剂制备过程中药物的加入方法有哪些？

4. 制备乳剂型软膏基质时应注意什么？为什么要加温到 70 ~ 80 ℃？

实训四　散剂和胶囊剂的制备

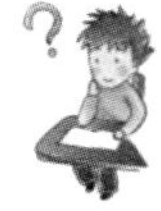

实训目标

1. 掌握粉碎、过筛、混合的基本操作。
2. 熟悉散剂制备工艺过程：粉碎、过筛、混合、分剂量、质量检查及包装。
3. 了解硬胶囊剂的手工填充方法。

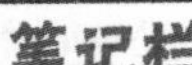

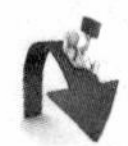

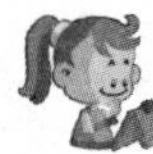

实验原理

散剂系指药物或与适宜辅料经粉碎、均匀混合而制成的干燥粉末状制剂，供内服或外用。内服散剂一般溶于或分散于水或其他液体中服用，亦可直接用水送服。外用散剂可供皮肤、口腔、咽喉、腔道等处应用；专供治疗、预防和润滑皮肤为目的的散剂亦可称撒布剂或撒粉。

散剂制备工艺过程：粉碎、过筛、混合、分剂量、质量检查及包装。

操作要点如下。

(1)称取：正确选择天平，掌握各种结聚状态的药物的称重方法。

(2)粉碎：是制备散剂和有关剂型的基本操作。要求学生根据药物的理化性质、使用要求，合理地选用粉碎工具及方法。

(3)过筛：掌握基本方法，明确过筛操作应注意的问题。

(4)混合：混合均匀度是散剂质量的重要指标，特别是含少量医疗用毒性药物及贵重药物的散剂，为保证混合均匀，应采用等量递加法(配研法)。对含有少量挥发油及共熔成分的散剂，可用处方中其他成分吸收，再与其他成分混合。

(5)包装：学会分剂量散剂包五角包、四角包、长方包等包装方法。

(6)质量检查：根据药典规定进行。

硬胶囊剂系指药物盛装于硬质空胶囊中制成的固体制剂。

药物的填充形式包括粉末、颗粒、微丸等，填充方法有手工填充和机械灌装两种。硬胶囊剂制备的关键在于药物的填充，以保障药物剂量均匀，装量差异合乎要求。

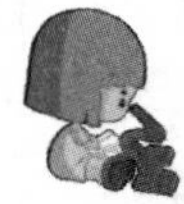

实验用品

1. 仪器

台式天平、电子天平、7 号筛、乳钵。

2. 材料

碳酸氢钠、氧化镁、硫酸阿托品、乳糖、颠茄浸膏、淀粉、薄荷脑、樟脑、麝香草酚、薄荷油、水杨酸、硼酸、升华硫、氧化锌、滑石粉、胶囊壳。

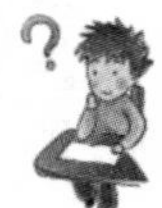

实验内容

(一)硫酸阿托品散的制备

1. 处方

硫酸阿托品		1.0 g
1% 胭脂红乳糖(质量分数)		1.0 g
乳糖	适量	加至 1 000 g

2. 制法

(1)研磨乳糖，使乳钵内壁饱和后倾出。

笔记栏

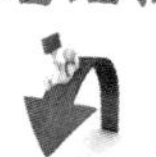

(2)将硫酸阿托品 1.0 g 与等容积的 1%(*W/W*)胭脂红乳糖(1.0 g)在乳钵中混合。

(3)取乳糖 8 g,按等量递加法操作,加入乳糖于研钵中,研磨混合均匀(共 3 次),使成 1∶10 的十倍散。

(4)取十倍散 1.0 g,乳糖 9 g 按上述方法制成 1∶100 的百倍散。

(5)取百倍散 1.0 g,乳糖 9 g,按上述方法制成 1∶1 000 的千倍散。

(6)将千倍散 5 g 用重量法分成 10 包,每包含硫酸阿托品 0.5 mg。

(7)按五角包散剂包装即得。

(8)做散剂的质量检查:A. 外观均匀度;B. 装量差异。

3. 注意事项

(1)硫酸阿托品为毒药,应加入稀释剂制成倍散。

(2)胭脂红乳糖为着色剂,观察混合均匀度。

(二)散剂的质量检查

1. 外观均匀度

取供试品适量,置光滑纸上,平铺约 5 cm^2,将其表面压平,在亮处观察,应呈现均匀的色泽,无花纹与色斑。

2. 装量差异检查

单剂量、一日剂量包装的散剂,装量差异限度应符合表 6 规定。

表 6　散剂装量差异表

标示装量	装量差异限度
0.10 g 及 0.10 g 以下	±15%
0.10 g 以上至 0.50 g	±10%
0.50 g 以上至 1.50 g	±8%
1.50 g 以上至 6.0 g	±7%
6.0 g 以上	±5%

检查方法:取供试品 10 包(瓶),除去包装,分别精密称定每包(瓶)内容物的重量,每包(瓶)内容物重量与标示装量相比应符合规定,超出装量差异限度的散剂不得多于 2 包(瓶),并不得有 1 包(瓶)超出装量差异限度的 1 倍。

检查结果记录如下:用分析天平称取每包散剂重量做装量差异检查,结果填入表中。

$$装量差异=\frac{每包装量-标示装量}{标示装量}\times100\%$$

(三)硬胶囊剂的制备

1. 处方

每 2 000 粒胶囊含

硫酸阿托品　　1.0 g

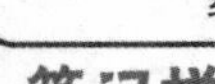

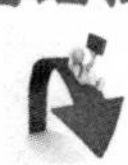

1%胭脂红乳糖(质量分数)		1.0 g
乳糖	适量	加至 1 000 g

2. 制法

(1)空胶囊的规格与选择:空胶囊有 8 种规格,其编号、重量、容积见表 7。由于药物填充多用容积控制,而各种药物的密度、晶型、细度及剂量不同,所占的体积也不同,故必须选用适宜大小的空胶囊。一般凭经验或试装来决定。

表 7 空胶囊的编号、重量和容积

编号	000	00	0	1	2	3	4	5
重量(mg)	162	142	92	73	53.3	50	40	23.3
容积(mL)	1.37	0.95	0.68	0.50	0.37	0.30	0.21	0.13

(2)手工填充药物:先将固体药物的粉末置于纸或玻璃板上,厚度为下节胶囊高度的 1/4 ~ 1/3,然后手持下节胶囊,口向下插入粉末,使粉末嵌入胶囊内,如此压装数次至胶囊被填满,使达到规定重量,将上节胶囊套上。在填装过程中所施压力应均匀,并应随时称重,使每一胶囊装量准确。

取硫酸阿托品千倍散平铺于搪瓷盘中,直径大约 2 cm,捏取囊体切口朝下插进物料层,反复多次,直至装满囊体,套上囊帽即可。

(3)胶囊板填充药物:采用有机玻璃制成的胶囊板填充。板分上、下两层,上层有数百孔洞。先将囊帽、囊身分开,囊身插入胶囊板孔洞中,调节上、下层距离,使胶囊口与板面相平。将颗粒铺于板面,轻轻振动胶囊板,使颗粒填充均匀。填满每个胶囊后,将板面多余颗粒扫除,顶起囊身,套合囊帽,取出胶囊,即得。

3. 注意事项

(1)一般采用试装掌握装量差异程度,使接近药典规定的范围内。

(2)制备过程中必须保持清洁,玻璃板、药匙、指套等用前须用乙醇消毒。

(3)为了上下节封严黏密,可在囊口蘸少许 40% 乙醇套上封口。

(四)硬胶囊剂的质量检查

1. 外观

表面光滑、整洁,不得有粘连、变形或破裂,无异臭。

2. 装量差异检查

符合表 8 规定。

表 8 胶囊剂装量

平均装量	装量差异限度
0.30 g 以下	±10%
0.30 g 及 0.30 g 以上	±7.5%

检查方法:取供试品 20 粒,分别精密称定重量后,倾出内容物(不能损失囊壳),

笔记栏

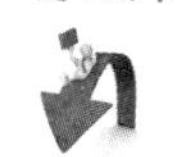

硬胶囊壳用小刷或其他适宜的用具（如棉签等）拭净，再分别精密称定囊壳重量，求得每粒内容物装量与平均装量。每粒装量与平均装量相比较，超出装量差异限度的胶囊不得多于2粒，并不得有1粒超出装量差异限度的1倍。

检查结果记录如下：用分析天平称取每个胶囊重量做装量差异检查，结果填入表中。

$$装量差异=\frac{每粒装量-平均装量}{平均装量}\times 100\%$$

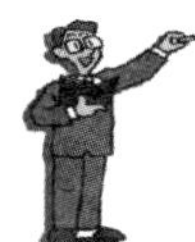

实验结果

（一）散剂的质量检查

1. 外观均匀度

2. 装量差异检查结果（表9）

表9　散剂装量差异检查结果

散剂编号	1	2	3	4	5	6	7	8	9	10
每包装量（g）										
标示装量______g　装量差异限度______%					合格范围______g　超限的有______包			不得有1包超过______g　超限1倍的有______包		
结论										

（二）硬胶囊剂的质量检查

1. 外观均匀度

笔记栏

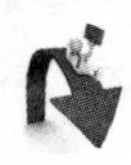

2. 装量差异检查结果(表10)

表10　硬胶囊装量差异检查结果

硬胶囊编号	1	2	3	4	5	6	7	8	9	10	11	12	13	14	15	16	17	18	19	20
每粒装量(g)																				
平均装量______g　装量差异限度______%	合格范围______g　不得有1粒超过______g 超限的有______粒　超限1倍的有______粒																			
结论																				

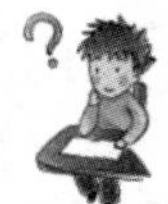

思考题

1. 什么是等量递加法？这种方法有什么优点？

2. 在药房工作中，为什么往往将剧毒药预先配成倍散？

3. 怎样配备胭脂红乳糖？

笔记栏

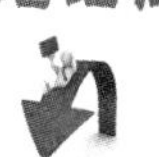

4. 胶囊剂与片剂相比,有什么特点?

5. 胶囊剂有哪几类?有什么不同?分别适用于哪些药物?

实训五　片剂的制备

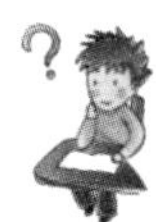

实训目标

1. 掌握片剂质量检查的一些方法。
2. 熟悉以湿颗粒制备片剂的基本工艺过程。
3. 了解单冲压片机的结构、压片原理。

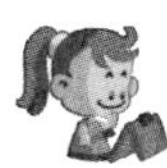

实验原理及设备介绍

(一)实验原理

片剂系指药物与适宜的辅料均匀混合,通过制剂技术压制而成片状的固体制剂。片剂由药物和辅料两部分组成。片剂中常用的辅料包括填充剂、润湿剂、黏合剂、崩解剂及润滑剂等。

片剂的制备方法主要有湿法制粒压片法、干法制粒压片法和直接压片法3种,其中湿法制粒压片法较为常用。湿法制粒压片法适用于对湿热稳定的药物。其一般工艺流程如下:

粉碎、过筛→混合$\xrightarrow{\text{润湿剂、黏合剂、崩解剂}}$制软材→制湿颗粒→湿粒干燥→整粒

笔记栏

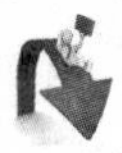

$\xrightarrow{\text{润滑剂、崩解剂}}$混合→压片→包衣→包装

(二)设备介绍

单冲压片机:单冲压片机的基本结构如图7所示。推片调节器用以调节下冲推片时抬起的高度,使其恰与模圈的上缘向平;片重调节器用于调节下冲下降的深度,从而调节横孔的容积而控制片重;压片调节器是用于调节上冲下降的深度,下降深度大,上下冲间距近,压力大,反之则小。

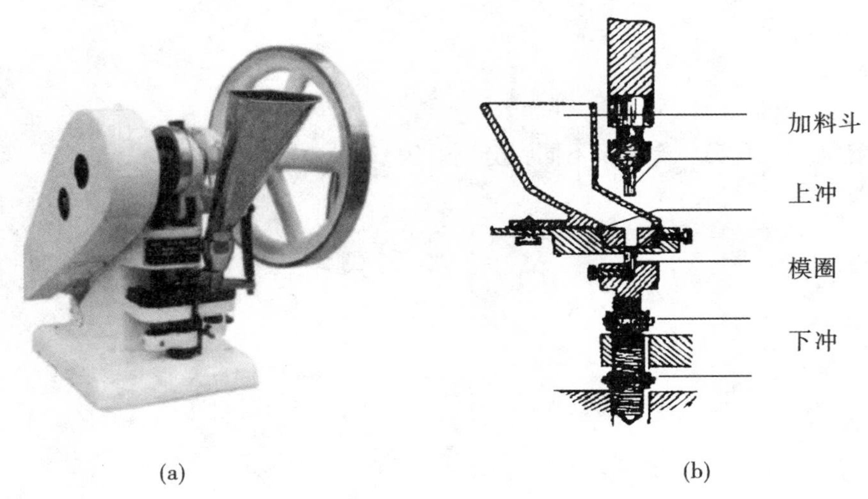

(a) (b)

图7 单冲压片机主要结构示意

(a)外形;(b)主要构造

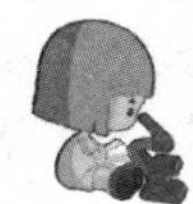

实验用品

1. 仪器

台式天平、称量纸、药匙、10 mL 量筒、乳钵、烘箱、单冲压片机、片剂四用仪。

2. 材料

胭脂红、乳糖、糖粉、糊精、淀粉、PVP、乙醇、硬脂酸镁、滑石粉。

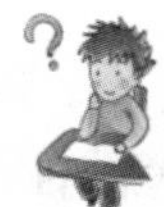

实验内容

(一)空白片的制备

1. 处方

胭脂红乳糖	1.5 g
糖粉	5.0 g
糊精	3.5 g
淀粉	7.5 g

笔记栏

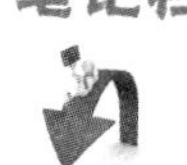

PVP 乙醇液	适量
硬脂酸镁	0.5%
滑石粉	1.0%

2. 制法

胭脂红乳糖与糖粉、糊精和淀粉等以等量递加法混合，然后过 100 目筛，使其色泽均匀，再加入 PVP 乙醇液，搅拌并制成软材，过 18 目筛，湿粒在 60 ℃温度下烘干，干粒过 18 目筛整粒，加入硬脂酸镁、滑石粉混匀后，称重，计算片重，开始压片，经调节片重和压力后，使之符合要求，即可正式压片。

3. 注意事项

(1)胭脂红乳糖与赋形剂必须充分混匀，否则压成的片剂可出现色斑等现象。

(2)因季节不同、地区不同，所以加乙醇量应相应变化，夏、秋季和北方地区用醇量可稍增加一些，春、冬季和南方地区用醇量可稍减一些。

(3)片重计算，只要求正确到小数点以下两位。

(二)片剂的质量检查

1. 外观检查

取样品 100 片，平铺于白底板上，置于 75 W 光源下 60 cm 处，距离片剂 30 cm，以肉眼观察 30 s。检查结果应片形一致，表面完整光洁，边缘整齐，色泽均匀。

2. 片重差异限度(表 11)

表 11　片剂片重差异限度

平均片量	装量差异限度
0.30 g 以下	±7.5%
0.30 g 及以上	±5%

检查方法：取供试品 20 片，精密称定总重量，求得平均片重，再精密称定各片的重量，每片重量与平均片重相比较，超出重量差异限度的片剂不得多于 2 片，并不得有 1 片超出限度的 1 倍。将结果填入表中：

$$片重差异=\frac{每片重量-平均片重}{平均片重}\times 100\%$$

3. 崩解时限检查

取药片 6 片，分别置于吊篮的 6 支玻璃管中，每管各加 1 片，加入挡板(V 形槽尖端向下)，吊篮挂于金属支架上，浸入盛有(37±1)℃水的 1 000 mL 烧杯中，启动崩解仪，按一定的频率和幅度往复运动(每分钟 30～32 次)。从片剂置于玻璃管时开始计时，至片剂全部崩解成碎片并全部通过管底筛网止，该时间即为崩解时间，应符合规定崩解时限。如有 1 片崩解不全，应另取 6 片复试，均应符合规定。要求调节吊篮位置使其下降时筛网距烧杯底部 25 mm，调节水位高度使吊篮上升时筛网在水面下15 mm 处。《中国药典》规定的片剂崩解时限见表 12。

笔记栏

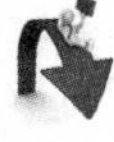

表 12 《中国药典》规定的片剂崩解时限

片剂类别	崩解时限(min)
压制片	15
薄膜衣片	30
糖衣片	60
泡腾片、舌下片	5
肠溶衣片	盐酸溶液(9→1 000)中 2 h 不得有裂缝、崩解或软化现象，人工肠液中 1 h 应全部溶散或崩解并通过筛网

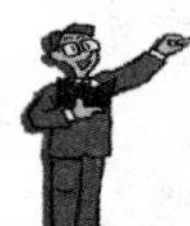

实验结果

1. 外观

2. 重量差异检查数据及结果(表 13)

表 13 重量差异检查数据及结果

每片重量(g)				
总重 ____g	平均片重 ____g	重量差异限度 ______%	合格范围______g 超限的有______片	不得有 1 片超过______g 超限 1 倍的有______片
结论				

3. 崩解时限检查结果(表 14)

表 14 崩解时限检查结果

片剂编号	1	2	3	4	5	6
崩解时间(min)						
结论						

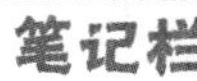

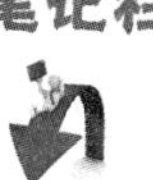

思考题

1. 湿法制粒压片法操作时有哪些注意事项?

2. 单冲压片机的工作原理是什么?

3. 压制片剂时,为什么大多数药物需先制成颗粒?

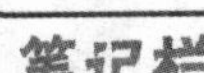
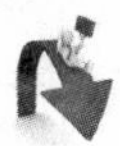

实训六　复方硫洗剂的制备

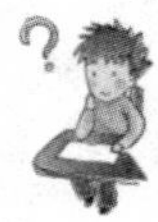

项目目标

1. 会根据任务内容搜集、整理信息,查阅药典等工具书。
2. 能根据主成分性质选择适宜剂型、制备方法及辅料。
3. 能对所制制剂进行质量检查。
4. 能指导临床合理用药,能够说出制剂的使用方法及用药注意事项,能解答患者使用制剂时经常出现的疑问。
5. 培养团队精神和合作交流意识。

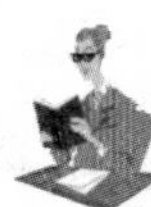

学生任务

1. 选择适宜剂型、制备方法及辅料制备复方硫洗剂。
2. 制定其质量标准。
3. 对其进行质量检查。
4. 搜集在与患者或医护人员交流时可能会被问到的所有关于该制剂的问题。

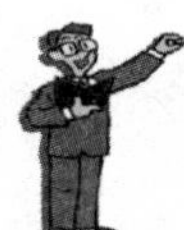

工具要求

1. 校图书馆藏书、网络资源。
2. 药剂学实验室相关设备及仪器。

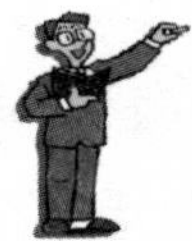

实施方案

(一)项目小组分工情况

笔记栏

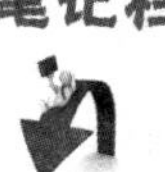

（二）仪器与材料

（三）处方设计

（四）制备方法

（五）质量检查报告

1. 沉降体积比与重新分散测定（表 15）

表 15　复方硫洗剂的沉降体积比与重新分散测定数据

原始高度 H_0 = 　　cm

时间（min）	
H（cm）	
H/H_0	

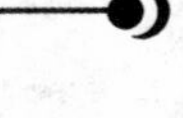

笔记栏

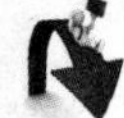

2. 作图

根据表中数据，以沉降体积比 H/H_0 为纵坐标，时间为横坐标作图，绘制沉降曲线。

思考题

1. 试述项目实施中遇到的问题及整改方案。

2. 列出药学服务人员在与患者或医护人员交流时可能会被问到的所有关于复方硫洗剂的问题，并做出解答（不少于3个）。

实训七　水杨酸软膏的制备

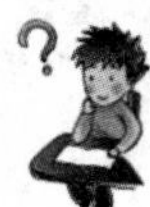

项目目标

1. 会根据任务内容搜集、整理信息，查阅药典等工具书。
2. 能根据主成分性质选择适宜软膏剂类型、制备方法及辅料。
3. 能对所制制剂进行质量检查。
4. 能指导临床合理用药，能够说出制剂的使用方法及用药注意事项，能解答患者

笔记栏

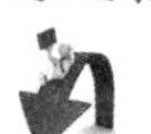

使用制剂时经常出现的疑问。

5. 培养团队精神和合作交流意识。

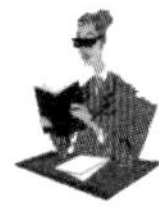

学生任务

1. 选择适宜剂型、制备方法及辅料制备水杨酸软膏。
2. 制定其质量标准。
3. 对其进行质量检查。
4. 搜集在与患者或医护人员交流时可能会被问到的所有关于该制剂的问题。

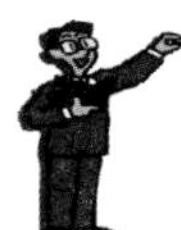

工具要求

1. 校图书馆藏书、网络资源。
2. 药剂学实验室相关设备及仪器。

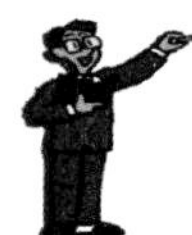

实施方案

(一)项目小组分工情况

(二)仪器与材料

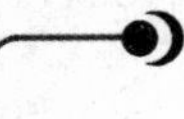

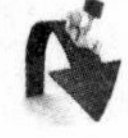

（三）处方设计

（四）制备方法

（五）质量检查报告

1. 外观

2. 软膏剂基质类型鉴别

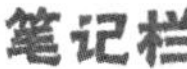
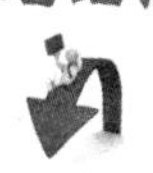

笔记栏

思考题

1. 试述项目实施中遇到的问题及整改方案。

2. 列出药学服务人员在与患者或医护人员交流时可能会被问到的所有关于水杨酸软膏的问题,并做出解答(不少于3个)。

笔记栏

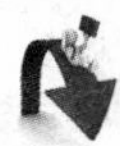

实训八　碳酸氢钠片的制备

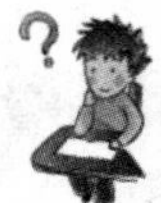

项目目标

1. 会根据任务内容搜集、整理信息,查阅药典等工具书。

2. 能根据主成分性质选择适宜片剂类型、制备方法及辅料。

3. 能对所制制剂进行质量检查。

4. 能指导临床合理用药,能够说出制剂的使用方法及用药注意事项,能解答患者使用制剂时经常出现的疑问。

5. 培养团队精神和合作交流意识。

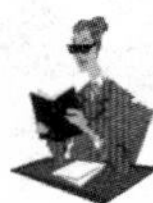

学生任务

1. 选择适宜剂型、制备方法及辅料制备碳酸氢钠片。

2. 制定其质量标准。

3. 对其进行质量检查。

4. 搜集在与患者或医护人员交流时可能会被问到的所有关于该制剂的问题。

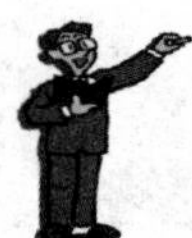

工具要求

1. 校图书馆藏书、网络资源。

2. 药剂学实验室相关设备及仪器。

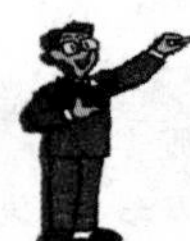

实施方案

(一)项目小组分工情况

（二）仪器与材料

（三）处方设计

（四）制备方法

（五）质量检查报告

1. 外观

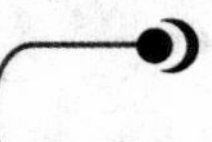

笔记栏

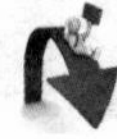

2. 重量差异检查数据及结果(表16)

表16　重量差异检查数据及结果

<table>
<tr><td colspan="4">每片重量(g)</td></tr>
<tr><td>总重
____g</td><td>平均片重
____g</td><td>重量差异限度
______%</td><td>合格范围______g　不得有1片超过______g
超限的有______片　超限1倍的有______片</td></tr>
<tr><td colspan="4">结论</td></tr>
</table>

3. 崩解时限检查结果(表17)

表17　崩解时限检查结果

片剂编号	1	2	3	4	5	6
崩解时间(min)						
结论						

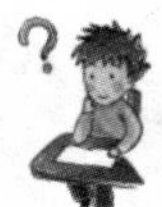

思考题

1. 试述项目实施中遇到的问题及整改方案。

2. 列出药学服务人员在与患者或医护人员交流时可能会被问到的所有关于碳酸氢钠片的问题,并做出解答(不少于3个)。

项目四

药理学实训

实训项目一　处方知识与处方审核(分析)

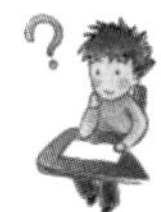

实训目的

1. 掌握处方常用缩写词。
2. 熟悉处方的概念、结构、分类和书写要求。
3. 能正确解读处方的内容,能对处方规范性和用药安全性进行审核。

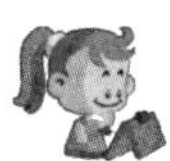

实训条件

模拟药房、教学用处方及《药理学》《药学服务技术》教材。

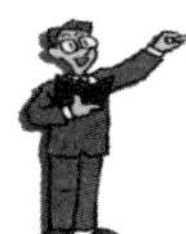

实训方法

1. 教师介绍处方基础知识和处方审核的主要内容。
2. 学生分组,分发教学处方。
3. 学生利用所学知识或查找资料对处方的规范性和安全性进行审核,由组长发言说出审核结果及处理建议。
4. 教师组织其他小组同学评价发言。
5. 教师对每组发言结果进行点评,总结知识点。

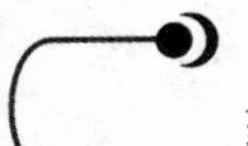

笔记栏

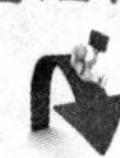

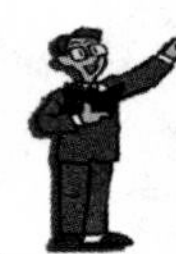

考核标准

项目	考核内容	分数(分)
1	结论正确(属于合理或不合理处方)	20
2	分析到位,知识引用科学合理	40
3	对不合理处方说出属于哪种类型(不规范、用药不适宜、超常处方)	20
4	对不合理处方修改建议正确	10
5	表述清晰,态度严谨	10

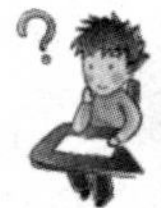

思考题

1. 普通处方、急诊处方、儿科处方、麻醉药品处方和精一处方的颜色是什么?

2. 用药不适宜处方包括哪些?对用药不适宜处方应如何处理?

3. 不合理处方包括哪些?哪些属于超常处方?

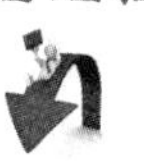

附录：

一、处方书写要求

1. 处方记载患者一般情况、临床诊断应清晰、完整，并与病历记载相一致。

2. 每张处方限于 1 名患者的用药。

3. 字迹清楚，不得涂改；如需修改，应当在修改处签名并注明修改日期。

4. 药品名称应当使用规范的中文或英文名称书写。

(1)医疗机构或者医师、药师不得自行编制药品缩写名称或者使用代号。

(2)药品剂量、规格、用法、用量要准确规范；药品的用法可用规范的中文、英文、拉丁文或者缩写体书写，不得使用“遵医嘱”“自用”等含糊不清的字句。

5. 患者年龄应当填写实足年龄，新生儿、婴幼儿写日、月龄，必要时要注明体重。

6. 西药和中成药可以分别开具处方，也可以开具一张处方，中药饮片应当单独开具处方。

7. 无论西药、中成药处方，每一种药品应当另起一行(每种中药饮片不必另起一行)，每张处方不得超过 5 种药品。

8. 中药饮片处方的书写，一般应当按照“君、臣、佐、使”的顺序排列；调剂、煎煮的特殊要求(如布包、先煎、后下)要注明在药品右上方，并加括号；对饮片的产地、炮制有特殊要求的，应当在药品名称之前写明(如川牛膝、生黄芪、炒枣仁)。

9. 药品用法用量应当按照药品说明书规定的常规用法用量使用，特殊情况需要超剂量使用时，应当注明原因并再次签名(医师双签字)。

10. 为便于药学专业技术人员审核处方，除特殊情况外，应当注明临床诊断。

11. 开具处方后的空白处划一斜线以示处方完毕。

12. 处方医师的签名式样和专用签章应当与药学部门留样备查的式样相一致，不得任意改动，否则应当重新登记留样备案。

13. 医师开具处方应当使用经药品监督管理部门批准并公布的药品通用名称、新活性化合物的专利药品名称和复方制剂药品名称。

14. 药品剂量与数量用阿拉伯数字书写。

剂量应当使用法定剂量单位：质量以克(g)、毫克(mg)、微克(μg)、纳克(ng)为单位；容量以升(L)、毫升(mL)为单位；有些以国际单位(IU)、单位(U)为单位；中药饮片以克(g)和剂为单位。片剂、丸剂、胶囊剂、颗粒剂分别以片、丸、粒、袋为单位；溶液剂以支、瓶为单位；软膏及乳膏剂以支、盒为单位；注射剂以支、瓶为单位，应当注明含量。

15. 处方一般不得超过 7 d 用量；急诊处方一般不得超过 3 d 用量；对于某些慢性病、老年病等特殊情况，处方用量可适当延长，但医师应当注明理由。

16. 麻醉药品、精神药品、医疗用毒性药品、放射性药品的处方用量应当严格按照国家有关规定执行。开具麻醉药品处方，应有病历记录。

笔记栏

二、处方种常用缩写词

缩写词	中文含义	缩写词	中文含义
Sig.	标记	p. o.	口服
q. o. d.	隔日 1 次	i. m.	肌内注射
q. i. d.	每天 1 次	i. v.	静脉注射
b. i. d	每天 2 次	iv. gtt	静脉滴注
t. i. d.	每天 3 次	ih	皮下注射
qd	每天	id	皮内注射
qh	每小时	inspir.	吸入
qn	每晚	instill	滴入
qs	适量	prn.	必要时
hs	临睡时	sos.	需要时
ac	饭前	Cito!	急！急速地！
pc	饭后	Stat！或 St.！	立即
ic	饭间	Lent!	慢慢地！
am	上午	prim. vic. No2	首剂倍量
pm	下午	AST	皮试后

实训项目二　西药处方调配

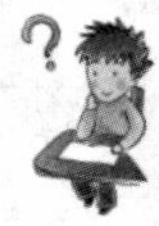

实训目的

1. 掌握处方调配规范(四查十对)。
2. 熟悉处方调配流程。
3. 能正确调配处方,能正确粘贴药品标签及用药注意事项与指导。

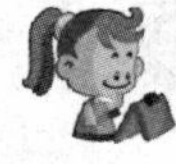

实训条件

模拟药房、教学用处方及《药理学》《药学服务技术》等教材。

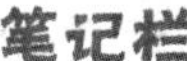

笔记栏

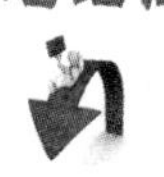

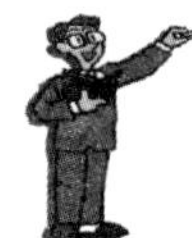

实训方法

1. 教师介绍处方调配流程和注意事项。

2. 准备阶段:学生分组,分发教学处方,由组长安排同学分别扮演医师、药师、药士和患者等角色。

3. 角色扮演:根据所选处方的内容进行模拟演练。

4. 教师组织其他小组同学评价发言。

5. 教师对每组发言结果进行点评,总结知识点。

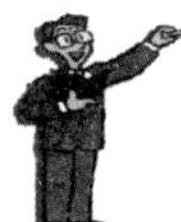

考核标准

项目	考核内容	分数(分)
1	患者症状描述典型,初步诊断正确	20
2	处方调配流程正确,严格执行“四查十对”	20
3	处方审核分析科学合理	20
4	推荐药物科学合理,用药注意事项和生活指导正确	30
5	仪容端庄,对话文明礼貌,患者满意度高	10

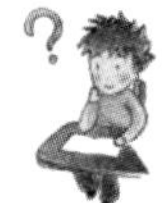

思考题

1.“四查十对”具体内容是什么?

2. 请简述用药适宜性审核的具体内容有哪些。

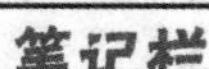

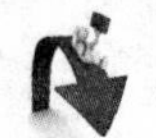

实训项目三　处　方

1. 医生为某一过敏性休克患者开了下列处方,请分析是否合理? 为什么?

Rp

盐酸肾上腺素注射液　　0.5 mg/0.5 mL

甲磺酸酚妥拉明注射液　　25 mg/1 mL×10

用法: 立即肌内注射

2. 某胆结石患者出现剧烈胆绞痛,医生为缓解疼痛开具处方如下,请分析是否合理? 为什么?

Rp

硫酸阿托品注射液　　0.5 mg×1

用法:0.5 mg　立即肌内注射

哌替啶注射液　　50 mg×1

用法:50 mg　立即肌内注射

3. 一焦虑性神经官能症患者,近期病情加重,医生为其开了下列处方,请分析是否合理? 为什么?

Rp

地西泮片　　0.5 mg×30

用法:5 mg　t. i. d.

氯氮䓬片　　10 mg×30

用法:10 mg　t. i. d.

阿普唑仑片　　0.4 mg×12

用法:0.4 mg　睡前服用

4. 一患者有癫痫大发作病史,近来因工作紧张而失眠,医生为其开了下列处方,请分析是否合理? 为什么?

Rp

地西泮片　　5 mg×30

用法:5 mg　睡前服用

盐酸氯丙嗪片　　50 mg×30

用法:100 mg　睡前服用

5. 一大面积烧伤患者,剧痛难忍,医生处方如下,请分析是否合理? 为什么?

Rp

盐酸吗啡注射液　　10 mg×1

用法:10 mg　立即肌内注射

盐酸喷他佐辛注射液　　30 mg×1

用法:10 mg　立即肌内注射

6. 有一产妇预计胎儿 2 h 内娩出,为减轻疼痛,医生处方如下,请分析是否合理? 为什么?

笔记栏

Rp

盐酸吗啡注射液　　10 mg×1

用法:10 mg　立即肌内注射

7. 有一流行性脑脊髓膜炎患者,因高热并伴有烦躁不安,医生在抗感染的同时,处方如下,请分析是否合理?为什么?

Rp

5%葡萄糖注射液　　250 mL

盐酸氯丙嗪注射液　　100 mg×1

盐酸哌替啶注射液　　50 mg

盐酸异丙嗪注射液　　50 mg

用法:i. v. gtt.

8. 有一服用氯丙嗪的精神病患者,因骨折疼痛,医生处方如下,请分析是否合理?为什么?

Rp

枸橼酸芬太尼注射液　　0.1 mg×5

用法:0.1 mg　i. m.　t. i. d.

9. 有一慢性心功能不全患者,因食用海产品过敏诱发荨麻疹,医生为其开具下列处方,请分析是否合理?为什么?

Rp

地高辛　　0.25 mg×10

用法:0.125 mg　s. i. d.　po

扑尔敏片　　4 mg×10

用法:4 mg　t. i. d.　po

50%葡萄糖注射液　　20 mL×1

10%葡萄糖酸钙注射液　　10 mL

用法:混合缓慢静脉注射

10. 医生为某心绞痛患者开具下列处方,请分析是否合理?为什么?

Rp

硝酸甘油　　0.5 mg×30

用法:0.5 mg　舌下含化

普萘洛尔片　　10 mg×30

用法:10 mg　t. i. d.

抗心绞痛药和抗动脉粥样硬化药

11. 医生为一心衰患者开具下列处方,请分析是否合理?为什么?

Rp

地高辛片　　0.25 mg×10

用法: 0.25 mg　t. i. d.

泼尼松片　　5 mg×30

用法:10 mg　t. i. d.

氢氯噻嗪片　　25 mg×30

用法:25 mg　t. i. d.

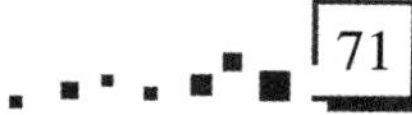

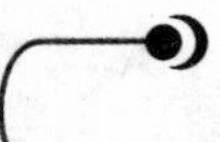

笔记栏

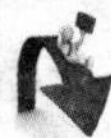

12. 一哮喘患者服用氨茶碱，因心动过速，医生加开普萘洛尔，请分析是否合理？为什么？

Rp

氨茶碱片　　　　0.1 g×20

用法：0.1 g　　t. i. d.

普萘洛尔片　　　　10 mg×20

用法：10 mg　t. i. d.

降血糖药

13. 一位房颤患者服用华法林，因感冒医生开了下列处方，请分析是否合理？为什么？

Rp

华法林片　　　　5 mg×30

用法：5 mg　　t. i. d.

阿司匹林片　　　　0.3 g×20

用法：0.6 g　　t. i. d.

14. 一糖尿病患者患有高血压和窦性心动过速，医生开出下列处方，请分析是否合理？为什么？

Rp

格列本脲片　　　　2.5 mg×60

用法：5 mg　　t. i. d.

普萘洛尔片　　　　10 mg×30

用法：10 mg　　t. i. d.

15. 一位风湿性关节炎患者，因感冒医生开出下列处方，请分析是否合理？为什么？

Rp

泼尼松片　　　　5 mg×60

用法：10 mg　　t. i. d.

阿司匹林片　　　　0.5 g×30

用法：　0.5 g　　t. i. d.

16. 一位糖尿病患者，因感冒医生开出下列处方，请分析是否合理？为什么？

Rp

甲苯磺丁脲片　　　　0.5 g×50

用法：1.0 g　　t. i. d.

阿司匹林片　　　　0.5 g×10

用法：0.5 g　　t. i. d.

17. 一位糖尿病患者伴有高血压，医生开出下列处方，请分析是否合理？为什么？

Rp

甲苯磺丁脲片　　　　0.5 g×40

用法：1.0 g　t. i. d.

氢氯噻嗪片　　　　25 mg×10

用法：25 mg　　t. i. d.

笔记栏

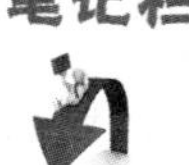

18. 医生给一位金黄色葡萄球菌引起的呼吸道感染患者开出了下列处方，请分析是否合理？为什么？

Rp

青霉素钠注射剂　　80 万 U×6

用法：80 万 U　b. i. d.　i. m.

5% 葡萄糖氯化钠注射液　　500 mL×6

注射用头孢唑林钠　　3.0 g

用法：一日 1 次　静脉滴注

四环素片　　0.25 g×24

用法：0.5 g　q. i. d.

19. 一流行性脑脊髓膜炎患者，因有青霉素过敏史，医生开出了下列处方，请分析是否合理？为什么？

Rp

5% 葡萄糖注射液　　500 mL

磺胺嘧啶钠注射液　　2 g×3

碳酸氢钠注射液　　3.0 g

用法：一日 1 次　静脉滴注

5% 葡萄糖氯化钠注射液　　500 mL

氯霉素注射液　　1.0 g×3

用法：一日 1 次　静脉滴注

20. 一患者因烧伤并发铜绿假单胞菌感染，医生开出了下列处方，请分析是否合理？为什么？

Rp

硫酸庆大霉素注射液　　40 万 U×18

用法：12 万 U　b. i. d.　i. m.

硫酸妥布霉素注射液　　40 mg×18

用法：80 mg　q 8h.　i. m.

诺氟沙星胶囊　　0.1 g×18

用法：0.2 g　t. i. d.

21. 一位呼吸道感染患者，并发支气管哮喘，医生开出了下列处方，请分析是否合理？为什么？

Rp

10% 葡萄糖注射液　　500 mL

氨茶碱注射液　　0.25 g×18

青霉素钠注射剂　　800 万 U

用法：一日 1 次　静脉滴注

作用于消化系统药

22. 医生为一位呼吸道感染患者开出了下列处方，请分析是否合理？为什么？

Rp

复方新诺明片　　0.48 g×20 片

用法：一次 2 片　一日 2 次　首剂加倍

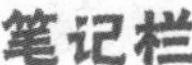
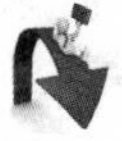

碳酸氢钠片　　　　　　　　　　　　　　0.5 g×20

用法：0.5 g　b.i.d.　首剂 1 g

23. 医生为患严重细菌感染者开出了下列处方，请分析是否合理？为什么？

Rp

10% 葡萄糖注射液　　　　　　　　　　500 mL

青霉素钠注射剂　　　　　　　　　　　800 万 U×6

用法：800 万 U　iv. gtt.

红霉素片　　　　　　　　　　　　　　0.25 g×24

用法：0.5 g　q.i.d.

抗生素

24. 某医生给一位患心内膜炎（草绿色链球菌引起）病人，开了下列处方，分析本处方是否合理，为什么？

Rp：

生理盐水　　　　　　　　　　　　　　250 mL×6

注射用青霉素钠　　　　　　　　　　　800 万 U

用法：b.i.d.，静脉滴注

注射用链霉素　　　　　　　　　　　　50 万 U×6 支

用法：一次 50 万 U，一日 2 次，肌内注射

25. 医生给患有心衰、肾功能不全、尿少，合并泌尿系统感染的患者开出了下列处方，请分析是否合理？为什么？

Rp

硫酸庆大霉素注射液　　　　　　　　　8 万 U×6

用法：8 万 U　b.i.d.　i.m.

5% 葡萄糖注射液　　　　　　　　　　500 mL

呋塞米注射液　　　　　　　　　　　　20 mg×6

用法：一日 1 次　肌内注射

项目五

医药营销实训

任务一　医药市场营销调研

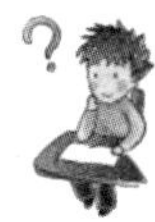

实训目标

1. 掌握医药市场营销调研的内容、信息收集、数据统计及分析。
2. 熟悉医药市场营销调研的一般程序。
3. 了解调研报告的书写要求。

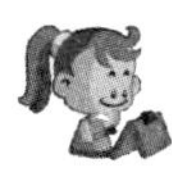

实训相关理论

医药市场营销调研是根据市场预测、决策等的需要，运用科学的方法，有目的、有计划、系统地搜集、记录、整理、分析有关医药市场营销信息的过程。医药市场营销调研实质上就是取得、整理、分析医药市场营销信息的过程。掌握及时、准确、可靠的医药市场营销信息是医药企业经营管理机构的一项重要任务。

实施医药市场营销调研的步骤分为：

初步情况分析→非正式调查→确定调查目标$\xrightarrow{\text{选择资料收集方法、调查方法}}$制订调查方案$\xrightarrow{\text{确定抽样方法、问卷设计}}$确定调查预算→部署调查人员→安排调查进度→实施调查$\xrightarrow{\text{调查资料整理分析、调查报告撰写}}$调查结果处理。其中调查方案制订、调查问卷设计及调查报告是医药市场营销调研的重要内容。

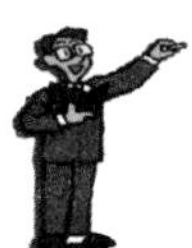

实训要求

(1)认识到市场调研的重要性，掌握市场调研的步骤。

(2)将学生分为若干组，每组 8～10 人，分工合作完成实训任务。

笔记栏

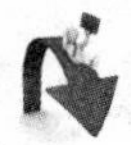

(3)将调研资料整理分析并形成调研报告。

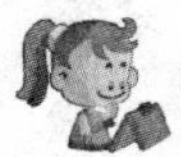

实训内容

(一)背景资料

A 制药企业是一家以生产青少年祛痘美容保健产品为主的制药企业,该公司的清肠养颜美容胶囊为主打产品,本产品为乙类 OTC。近几年,该产品的销售网络已经遍及全国许多城市,除了在全国各地自建销售公司外,还十分重视对分销商的开发工作。目前,该公司为增加销售量,提出对大学生顾客细分市场进行深度开发的策略。准确掌握大学校园或周边销售终端的药店市场规模、现有产品的渗透情况和竞争产品渗透情况,是实施该细分市场开发的首要工作。

准确掌握市场开发资料,需要通过市场调研收集资料。包括市场开发区域药店数量、药店基本情况、清肠养颜胶囊渗透情况、竞争产品渗透情况、药店地址、学生在校人数、学生消费水平等,这些信息为公司判断大学生市场的规模、药品分布、药品渗透、市场购买力等提供信息支持。

(二)操作步骤

1. 确定调研目的

准确判断调研区域内大学校园或周边药店规模、大学生数量、购买力、药品分布、药品渗透,为市场决策提供信息支持。

2. 制订调研方案

通过选择资料收集方法、确定调研方法,制订详细调研方案。细化调研方案具体内容。

①调研区域内大学或周边药店数量。②调研药店经营基本信息。包括营业面积、注册资金、隶属关系、药品品种数量、主要负责人、联系电话等。③调研清肠减肥胶囊的经营情况,包括销售量、价格、市场认可程度等。④主要竞争产品市场情况,包括主要竞争产品的品名、数量、销售状况等。⑤调研区域大学生购买能力,包括月生活费、美容支出费用等。

3. 实施调研

本项目内容调研可通过问卷调研和文献调研完成。第一项可通过查询相关管理机构数据资料获取。后四项可通过问卷调研方法进行调研。

问卷设计时要考虑大学生和药店工作人员不同调研对象对调研内容的认知,设计适合调研对象回答的调研问卷。调研过程中做好调研人员的培训和调研过程控制,确保调研数据的真实性和科学性。

4. 调研结果处理

对调研资料进行整理并讨论分析,撰写调研报告。

每一份市场调研报告都是为其所代表的具体项目而定做的,但基本上有一个惯用的参考格式,这一格式说明了一份好的报告在其必要部分及排序上的共识。总体上说,一份完整的市场调查报告包括扉页、目录、执行性摘要、介绍、正文、结论与建议、补充说明、附件(如有必要)8 个部分。市场调研报告的格式内容如下。

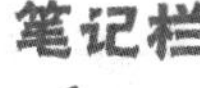

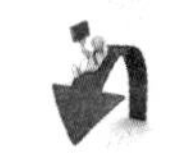

<table>
<tr><td>一、扉页</td><td>六、结论与建议</td></tr>
<tr><td>1. 题目</td><td>七、补充说明</td></tr>
<tr><td>2. 报告的使用者(如客户)</td><td>1. 调研的方法</td></tr>
<tr><td>3. 报告的撰写者(如调研公司)</td><td>(1)调研的类型和意图</td></tr>
<tr><td>4. 报告的完成日期</td><td>(2)总体的界定</td></tr>
<tr><td>二、目录</td><td>(3)样本设计与技术规定</td></tr>
<tr><td>1. 章节标题和副标题,并附页码</td><td>(4)资料收集的方法〈如邮寄、访问等)</td></tr>
<tr><td>2. 表格目录:标题与页码</td><td>(5)调研问卷</td></tr>
<tr><td>3. 图形目录:标题与页码</td><td>①一般性描述</td></tr>
<tr><td>4. 附件:标题与页码</td><td>②对使用特殊类型问题的讨论</td></tr>
<tr><td>三、执行性摘要</td><td>(6)特殊性问题或考虑</td></tr>
<tr><td>1. 目标的简要说明</td><td>2. 局限性</td></tr>
<tr><td>2. 调研方法的简要陈述</td><td>(1)样本规模</td></tr>
<tr><td>3. 主要调研结果的简要陈述</td><td>(2)样本选择的局限</td></tr>
<tr><td>4. 结论与建议的简要陈述</td><td>(3)其他局限(抽样误差、时间、预算、组织限制等)</td></tr>
<tr><td>5. 其他有关信息(如特殊技术、局限或背景信息)</td><td>八、附件</td></tr>
<tr><td>四、介绍</td><td>1. 调研问卷</td></tr>
<tr><td>1. 实施调研的背景</td><td rowspan="2">2. 技术性附件(如统计数据或图表等)</td></tr>
<tr><td>2. 参与人员及职位</td></tr>
<tr><td>3. 致谢</td><td rowspan="2">3. 其他必要附件(如调研对象所在地地图、参考资料等)</td></tr>
<tr><td>五、正文</td></tr>
<tr><td>1. 叙述调研情况</td><td rowspan="3">注:正式的报告有时还会将提交信和委托书放在目录之前</td></tr>
<tr><td>2. 分析调研情况</td></tr>
<tr><td>3. 趋势和规律</td></tr>
</table>

笔记栏

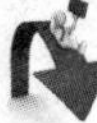

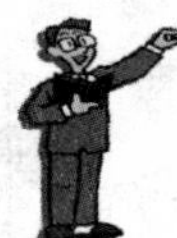

实训评估标准

医药市场营销调研评估标准

通用能力评估项目						
序号	评估标准 评估项目	很好 6分	较好 5分	一般 3分	需努力 1分	备注
1	课程出勤情况					
2	作业准时完成情况					
3	小组活动参与态度					
4	为团队多做贡献					
5	即时应变表现					
总评成绩	1～5项自评成绩∑30					

专业能力评估项目			
序号	评估标准 评估项目	实训任务是否基本完成； 考评总分30分	实训操作是否有突出表现； 考评总分40分
6	调研方案制订、调研问卷设计、调研报告撰写	基本完成，得10分。 没有基本完成酌情扣分	1. 具体安排的正确性 2. 具体安排的周密性
7	实施调研	基本完成，得10分。 没有基本完成酌情扣分	1. 案头调研资料全面性、有效性 2. 问卷回收率
8	过程控制	基本完成，得10分。 没有基本完成酌情扣分	有效完成调研任务
	6～8项自评成绩		
总评成绩	∑70		
∑100	实训作业总评成绩		
	学生自评成绩		
	学生互评意见		
	教师评价意见		

笔记栏

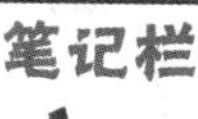

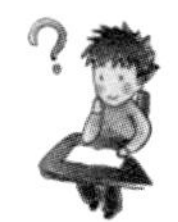

思考题

1. 调研问卷设计时有哪些注意事项？

2. 医药市场营销调研的一般步骤是什么？

3. 市场调研实施过程中如何保证调研资料的真实性和可靠性？

4. 市场调研报告的基本格式包括哪些内容？

笔记栏

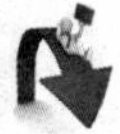

任务二　OTC 终端市场开发

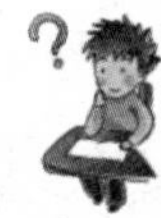

实训目标

1. 掌握 OTC 终端市场开发的一般技巧。
2. 熟悉 OTC 终端市场的步骤。

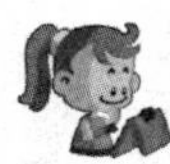

实训相关理论

药品终端市场分为三类:第一终端是医院药房;第二终端是药店;第三终端是除医院药房、药店(包括商超中的药品专柜)之外的,直接面向消费者开展医药保健品销售的所有零售终端。药店是 OTC 药品的主要销售渠道。因此,OTC 类药品的终端市场开发集中为药店的市场开发。

OTC 市场开发环节包括:OTC 商业渠道建设 →药店管理→药店促销→ 店员培训。要实现终端市场开发需要掌握基本的商业拜访技巧。

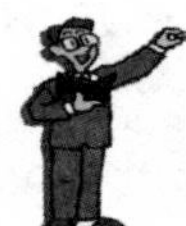

实训要求

1. 认识 OTC 终端市场开发的重要性,掌握 OTC 终端市场开发的步骤。
2. 将学生分为若干组,每组 8 ~ 10 人,分工合作完成实训任务。
3. 根据背景资料制订 OTC 终端市场开发计划书。

实训内容

(一)背景资料

假设某一位 OTC 产品的营销人员,拟向某零售药店推销公司产品——感康。经理要求依据市场调研的结果,制订该产品 OTC 终端市场开发计划书。

感康口服液说明书

【批准文号】 国药准字 H22026193

【中文名称】 复方氨酚烷胺片

【产品英文名称】 Compound Paracetamol and Amantadine Hydrochloride Tablets

【生产企业】 吉林省吴太感康药业有限公司

【适应证】 用于感冒引起的鼻塞、咽喉痛、头痛发热,并有预防和治疗流行性感冒的作用。

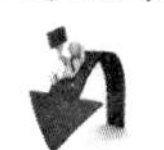

【化学成分】 本品为复方制剂,其组分为每片含对乙酰氨基酚0.25 g,盐酸金刚烷胺0.1 g,人工牛黄0.01 g,咖啡因0.015 g,马来酸氯苯那敏0.002 g。

【规格】 复方。

【不良反应】 有时有轻度头晕、乏力、恶心、上腹不适、口干、食欲缺乏和皮疹等,可自行恢复。

【药物相互作用】

1. 本品不应与含巴比妥类、苯妥英钠及氯霉素同服。

2. 长期服用本品或与其他解热镇痛药同服有增加肾毒性之危险。

3. 如与其他药物同时使用可能会发生药物相互作用,详情请咨询医师或药师。

【用法用量】 口服。成人,一次1片,一日2次。

【药理作用】 对乙酰氨基酚能抑制前列腺素合成,有解热镇痛的作用;金刚烷胺可抗“亚-甲型”流感病毒,抑制病毒繁殖;咖啡因为中枢兴奋药,能增强对乙酰氨基酚的解热镇痛效果,并能减轻其他药物所致的嗜睡、头晕等中枢抑制作用;马来酸氯苯那敏为抗过敏药,能减轻流鼻涕、鼻塞、打喷嚏等症状;人工牛黄具有解热、镇惊作用。上述诸药配伍制成复方,可增强解热、镇痛效果,解除或改善感冒所引起的各种症状。

【贮藏】 密闭,在阴凉干燥处保存。

【有效期】 36个月

(二)操作步骤

1. 确定医药市场开发目标

根据对该OTC产品市场调研,将本公司产品成功打入零售药店。

2. 药品终端市场调研

(1)拜访药店的目的:①看户外,看户外广告有无本公司产品。②勤问候,向营业员问候,常带小礼品便于感情沟通,同时咨询本企业产品的销售情况和竞争对手的销售情况以及营业员对本企业的意见和建议。③查户内,检查户内广告及产品摆放,及时调整,以达到最佳状态。④快记录,把询问的各种情况如实记录,若跟营业员关系很好,可当面做好记录,否则离店后立即记录。⑤提要求,针对实际问题,提出具体要求,尽量达到目的。⑥礼貌离开。

(2)建立目标药店基本档案卡,可参考格式如下:

药店客户档案卡

编号			
药店名称		地址	
法人或负责人		电话	
类别		销售范围	
年销售额		拜访次数	
产品销售情况			
竞争产品销售情况			
评价			

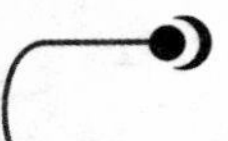

笔记栏

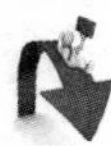

3. 制订拜访计划

为更好地加大产品的推介力度，主要拜访营业员，拜访计划包括以下内容。

(1)出发前准备：①注意自己的着装等外表；②检查客户资料；③准备拜访资料，如海报、产品说明书等。

(2)检查户外广告、宣传品。

(3)进店与营业员打招呼。

(4)了解产品情况：①陈列情况；②POP 情况；③产品清洁；④清晰价格牌。

(5)了解库存。

(6)进行销售回访：①根据 1.5 倍原则提出订货量建议；②回答异议；③介绍促销计划；④收集市场和竞争者信息。

(7)确定订货量和时间。

(8)向客户致谢和确认下次拜访时间。

4. 实施计划

学生按照要求进行药店调研，拟出客户档案卡，每小组按照实训背景产品或自选一个品种写出拜访计划，并选择一家药店进行实地拜访，最后全班进行交流汇报。

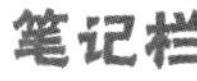
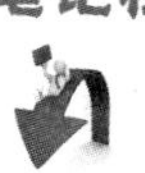
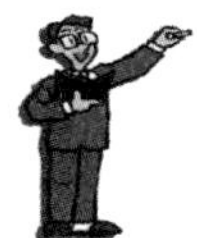

实训评估标准

“OTC 终端市场开发”评估标准

通用能力评估项目						
序号	评估标准 / 评估项目	很好 6 分	较好 5 分	一般 3 分	需努力 1 分	备注
1	课程出勤情况					
2	作业准时完成情况					
3	小组活动参与态度					
4	为团队多做贡献					
5	即时应变表现					
总评成绩	1～5 项自评成绩∑30					

专业能力评估项目			
序号	评估标准 / 评估项目	实训任务是否基本完成；考评总分 30 分	实训操作是否有突出表现；考评总分 40 分
6	拜访计划合理有效	基本完成，得 10 分。 没有基本完成酌情扣分	具体安排的正确性 具体安排的周密性
7	拜访实施	基本完成，得 10 分。 没有基本完成酌情扣分	拜访记录的完整性
8	过程控制	基本完成，得 10 分。 没有基本完成酌情扣分	有效完成拜访任务
	6～8 项自评成绩		
总评成绩	∑70		
∑100	实训作业总评成绩		
	学生自评成绩		
	学生互评意见		
	教师评价意见		

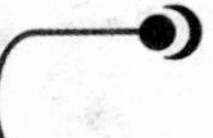

笔记栏

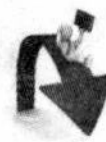

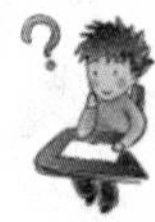

思考题

1. 医药市场开发的策略是什么？

2. 医药终端市场是如何进行分类的？

3. 药品促销策略包括哪些具体方法？

任务三　医院市场开发

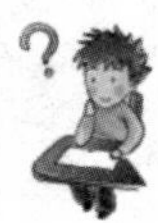

实训目标

1. 掌握医院市场开发的技巧。
2. 熟悉医院进药程序和关键环节。

实训相关理论

医药市场开发的一般步骤为STP策略。第一步，市场细分(segmenting)，根据购买者对产品或营销组合的不同需要，将市场分为若干不同的顾客群体，并勾勒出细分市场的轮廓。第二步，确定目标市场(targeting)，选择要进入的一个或多个细分市场。第三步，定位(positioning)，在目标市场顾客群中形成一个印象，这个印象即为定位。

医院药品采购的一般流程为：临床主任根据临床用药的需求，向药剂科提出用药申请。一般由一个比较重要的、有影响力的临床科室主任提单→ 医院药剂科对临床科室的用药申请进行复核批准→主管进药医院(一般是副院长)对申请进行审核→ 医院药事委员会对欲购药品进行讨论通过→通过药事委员会的讨论之后，药剂科主任会下达购买通知，采购会根据药剂科主任的指示与相关的医药公司联系采购药品→ 企

笔记栏

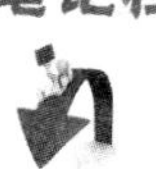

业产品进入医院药库→企业产品由医院药库发药人员将产品送到药房(门诊部、住院部)→ 医院临床科室开始临床用药。

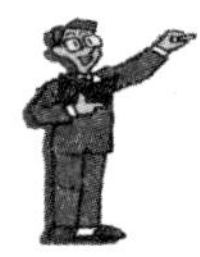

实训要求

1. 掌握医院市场开发的步骤。
2. 将学生分为若干组,每组 8 ~ 10 人,分工合作完成实训任务。
3. 根据背景资料制订医院市场开发计划书。

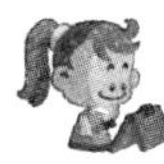

实训内容

(一)背景资料

假设你是某制药企业的营销人员,拟向郑州人民医院推销本公司产品——脉络宁注射液。经理要求依据市场调查的结果,制订该产品医院市场开发计划书。

郑州人民医院简介

郑州人民医院位于河南省郑州市金水区黄河路 33 号,始建于 1912 年,原为郑州市第五人民医院,属于综合性三级甲等医院。共设心内科、内分泌科、消化内科、呼吸内科、病理科、心脏外科、肾病器官移植科、眼科、周围血管外科、病理科、神经内外科、肿瘤内外科、妇科、产科、骨科等。其优势科室为心内科、心外科、消化内科及骨科等。

脉络宁注射液说明书

【药品名称】 脉络宁注射液

【通用名】 脉络宁注射液

【成分】 金银花、牛膝、石斛、玄参。

【适应证】 脉管炎、脑血栓、多发性大动脉炎、静脉血栓形成、动脉硬化。

【包装规格】 每支装 10 mL。

【用法用量】 静脉滴注。一次 10 ~ 20 mL(1 ~ 2 支),加入5% 葡萄糖注射液或氯化钠注射液 250 ~ 500 mL 中滴注,一日 1 次,10 ~ 14 d 为 1 个疗程,重症患者可连续使用 2 ~ 3 个疗程。

【不良反应】 本品偶见皮肤瘙痒、皮疹、头痛、心悸,罕见呼吸困难、过敏性休克。

【禁忌】 孕妇、有过敏史或过敏体质者禁用。

【注意事项】

1. 本品应在医生指导下使用。
2. 静脉滴注时,初始速度应缓慢,观察 15 ~ 20 min,并注意巡视。
3. 临床使用发现不良反应时,应立即停药,停药后症状可自行消失或酌情给予对症治疗。

笔记栏

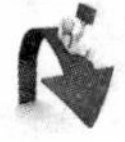

4. 本品不宜与其他药物在同一容器中混合滴注。

5. 本品出现混浊、沉淀、颜色异常加深等现象不能使用。

【孕妇用药】 孕妇禁用。

【药物相互作用】 尚无本品与其他药物混合或合并使用经验。

【药理作用】

1. 具有心肌保护作用。本品能减少心肌坏死区占危险区的比例；能减轻心肌纤维、线粒体、细胞膜的损害，减轻高纯氮气致体外培养心肌细胞缺糖缺氧模型的心肌细胞损伤程度。

2. 具有脑组织保护作用。本品能明显缩小大脑中动脉阻断（MCAO）大鼠模型的脑梗死范围，降低毛细血管通透性、脑含水量和脑指数；增加犬的脑血流量（CBF），改善脑循环。

3. 具有抗血栓形成作用。本品能减轻下腔静脉血栓重量，延长血栓的形成时间；降低血浆中纤维蛋白原的含量，延长凝血酶原时间。

4. 具有改善微循环和血液流变学作用。本品能使高分子右旋糖酐造成的微循环障碍模型家兔眼球结膜微循环的血流增快，毛细血管开放数增加，微循环障碍缓解；能显著降低家兔全血黏度和血浆黏度。

【批准文号】 国药准字 Z32021102

【生产厂家】 金陵药业股份有限公司南京金陵制药厂

（二）操作步骤

1. 确定医药市场开发目标

根据对该医院调查，将本公司产品成功打入该医院心内科与心外科，进入药剂科。

2. 医院进药程序和关键环节调查

（1）拜访心内或心外科科室主任或负责人。

◆了解拜访人的工作安排及病号情况，合理规划拜访时间。

◆拜访住院病区，拜访病区值班医生和护士，了解科室主任或负责人的专业特长、用药习惯和日常生活行为。

◆了解拜访对象的家庭成员情况及爱好。

◆了解拜访对象在专业发展、岗位晋升、论文发表等方面的需求。

◆综合搜集的信息，拟订拜访场所、内容及礼物拜访医生。

◆预约下次拜访时间或计划，及时回访或联络。

（2）制订促成药剂科接受药品计划的原因。

◆认可，可利用上市会、研讨会、拜访等途径。

◆药事委员会通过。

◆院领导批示。

◆知名专家力荐。

◆利润高。

◆与业务员感情深。

◆个人利益。

◆家人、朋友、商业伙伴帮助。

笔记栏

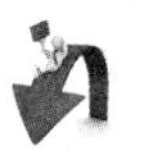

3. 实施计划

学生按照要求，不同组别选取1名学生扮演被拜访医生的角色扮演方法，每组确定1名角色医生作为拜访对象，进行模拟操作，制订拜访计划。

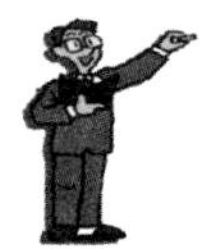

实训评估标准

"医院市场开发"评估标准

通用能力评估项目						
序号	评估标准 评估项目	很好 6分	较好 5分	一般 3分	需努力 1分	备注
1	课程出勤情况					
2	作业准时完成情况					
3	小组活动参与态度					
4	为团队多做贡献					
5	即时应变表现					
总评成绩	1~5项自评成绩∑30					

专业能力评估项目			
序号	评估标准 评估项目	实训任务是否基本完成； 考评总分30分	实训操作是否有突出表现； 考评总分40分
6	拜访计划合理有效	基本完成，得10分。 没有基本完成酌情扣分	具体安排的正确性 具体安排的周密性
7	拜访实施	基本完成，得10分。 没有基本完成酌情扣分	拜访记录的完整性
8	过程控制	基本完成，得10分。 没有基本完成酌情扣分	有效完成拜访任务
	6~8项自评成绩		
总评成绩	∑70		
∑100	实训作业总评成绩		
	学生自评成绩		
	学生互评意见		
	教师评价意见		

笔记栏

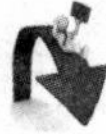

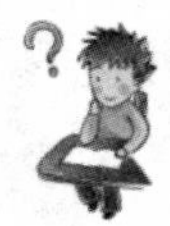

思考题

1. 药品进入医院的一般流程是什么?

2. 影响医生处方的因素有哪些?

3. 医院药品市场管理中需要注意哪些问题?

任务四　制订医药市场营销策划书

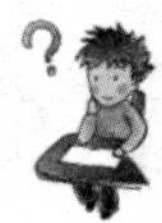

实训目标

1. 掌握医药市场营销策划的主要内容。
2. 学会科学制订市场营销策划。
3. 熟悉医药市场营销策划的实施与管理要点。

笔记栏

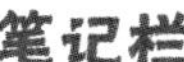

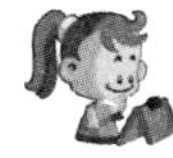

实训相关理论

医药市场营销策划是在医药市场开发工作中的计划制订部分，是后期执行营销方案的重要依据，将成为企业在较长时间内的营销指南。因此，医药市场营销策划的撰写直接关系到企业营销战略的实施和营销目标的实现，是医药市场营销活动开展的重要环节。

一份完备的营销策划，包括以下内容：执行概要和要领、企业目前营销状况、SWOT分析、企业目标、营销战略、行动方案、财务计划、风险控制。其中，营销状况分析是对企业所处的社会客观环境、市场环境及产品状况、竞争状况、分销状况等方面的调查研究。SWOT分析主要通过对当前机会和威胁、优势和劣势，以及产品面临的问题分析，制订可行性目标。主要包括"目标市场的选择""产品市场定位""市场营销组合"等主要方面。这些都是在制订医药市场营销策划时的核心内容。

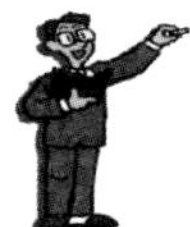

实训要求

1. 掌握医药市场营销策划的主要内容。
2. 将学生分为若干组，每组8~10人，分工合作完成实训任务。
3. 根据背景资料，搜集相关信息，为企业市场开发制订医药市场营销策划书。

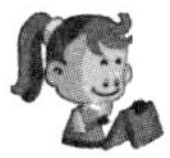

实训内容

（一）背景资料

假设你们是张仲景大药房股份有限公司的市场开发部门，近期，公司计划开通网上电子商务交易业务。请对网上药店业务进行市场调查，并制订本公司网上药店业务拓展营销计划书。

张仲景大药房股份有限公司简介

河南张仲景大药房股份有限公司成立于2004年8月，注册资金6 000万元，是河南省宛西制药股份有限公司投资的大型医药连锁企业，总部设在河南郑州，目前在全省18个地市共开设门店230余家。公司于2004年12月、2009年3月2次通过国家GSP认证，目前主要经营地道中药饮片、中成药、化学药制剂、抗生素、生化药品、生物制品、保健食品及诊断药品、医疗器械等，共8 300多个品种。公司自成立以来，遵循"承医圣精神，创百年名店"的战略目标，本着"名医名店名厂名药，让老百姓吃放心药，让老百姓吃得起药"的经营理念，实现了快速稳健的发展，为河南省首家获"绿十字"放心药店殊荣的医药零售企业，在2009年度中国药品零售企业竞争力排行榜评定工作中获"综合竞争力百强药店"荣誉称号，迅速成长为了河南省医药零售连锁的第

笔记栏

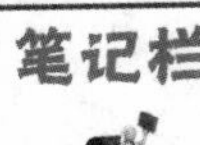

一品牌。2008 年 5 月 11 日中共中央政治局常委、国务院总理温家宝到公司视察，对公司给予了极高的赞誉，为河南省医药零售连锁企业树立了形象。

(二)操作步骤

1. 确定目标

根据张仲景大药房经营业务情况，确定网上业务的经营目标。

2. 市场调查

包括市场特征、行业分析、竞争对手分析、消费趋势分析、销售状况分析。

3. SWOT 分析

张仲景大药房开通网上交易业务的优势、劣势、机会、威胁分析。

4. 环境分析

包括政策、经济、社会、技术等方面的信息收集和分析。

5. 营销战略规划

制订市场引爆点、市场布局、主导操作思路、运作模式、市场进入与运作思路及设计。

6. 营销战术规划

制订产品策略、产品定位与细分；价格策略；渠道策略、渠道选择、渠道拓展顺序、渠道规划、渠道占比、渠道销售量预测分析、上市时间计划。

7. 促销思路概要及促销与推广细案

制订上市渠道促销计划、上市终端消费者促销计划、上市终端推广计划、媒介促销安排、后期促销跟进计划。

8. 撰写营销策划书

学生按照要求，分工合作对操作步骤的内容和信息进行收集、整理、分析，形成报告。并制作 PPT，进行汇报和交流。最后，各组对制订的营销策划书进行调整和修改，起草制订可商业运作的商业计划书。

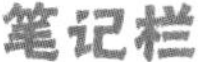
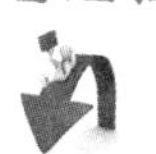
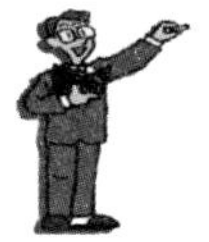

实训评估标准

制订医药市场营销策划书评估标准

通用能力评估项目						
序号	评估标准 评估项目	很好 6分	较好 5分	一般 3分	需努力 1分	备注
1	课程出勤情况					
2	作业准时完成情况					
3	小组活动参与态度					
4	为团队多做贡献					
5	即时应变表现					
总评成绩	1～5项自评成绩Σ30					

专业能力评估项目			
序号	评估标准 评估项目	实训任务是否基本完成； 考评总分30分	实训操作是否有突出表现； 考评总分40分
6	制订营销策划书	基本完成，得10分。 没有基本完成酌情扣分	具体信息的准确性 具体安排的周密性
7	商业计划书	基本完成，得10分。 没有基本完成酌情扣分	内容的真实性 具体安排的可操作性
8	成果展示	基本完成，得10分。 没有基本完成酌情扣分	有效完成PPT汇报任务
	6～8项自评成绩		
总评成绩	Σ70		
Σ100	实训作业总评成绩		
	学生自评成绩		
	学生互评意见		
	教师评价意见		

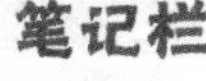

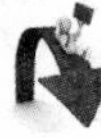

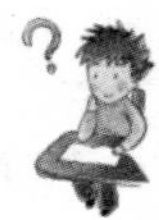

思考题

1. 医药电子商务的类别和特点分别是什么?

2. 我国药品流通环节的法律规定有哪些?

3. 完整的医药市场营销策划书包括哪些内容?

任务五　药品零售线上线下业务认知与体验

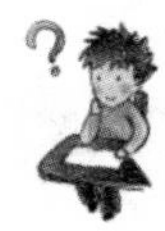

实训目标

1. 掌握网上药店与线下结合商业模式的操作要点。
2. 学会对网上药店订单和线下配送商业模式的计算机操作。
3. 熟悉网上药店与医药电子商务管理要点。

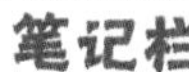

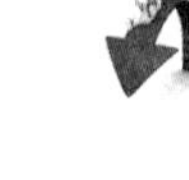

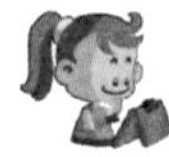

实训相关理论

我国药品流通领域电子商务形式主要包括 B2B、B2C、B2G 等。随着网上支付及线下配送的日益完善，药品零售领域也涌现了网上药品零售和线下配送相结合的 O2O 模式，并逐渐成为很多药品零售连锁企业的新增业务。

药品零售的 O2O 模式，结合了网上下单支付和线下配送，在药品零售领域属于新的尝试。目前，我国开展该业务的药品零售企业为数不多。主要受到政策的影响，如处方药的网络禁止销售，医保无法报销及线下配送的滞后性和用药指导的不专业性等。但该模式对于常用 OTC 药品、保健品等相关医药产品的消费拉动巨大，吸引了一些大中型的药品零售企业的参与。该模式的运行需要具备药品网上交易资格，即必须具有网上药店，再结合线下的配送，完成药品销售。张仲景大药房网上药店是河南省第一家取得药品网上交易许可证的企业，在 O2O 商业模式的应用也进行了一些探索。

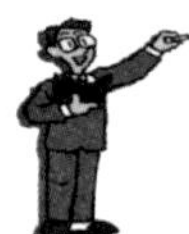

实训要求

1. 掌握线上线下药品交易的主要内容。
2. 将学生分为若干组，每组 8 ~ 10 人，分工合作完成实训任务。
3. 根据背景资料，借助企业及实训室网络资源，学习操作网上药店后台管理系统，并通过网络购药体会 O2O 模式的运行状况。
4. 结合本课程已学习实训项目内容技能，为张仲景大药房网上药店 O2O 模式的发展提供建议。

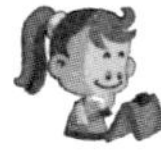

实训内容

（一）背景资料

假设你们是张仲景大药房网上药店的线下运用部，为增加线上线下交易的业务量，部门计划对张仲景大药房网上药店 O2O 业务进行调整。请你们通过对网上药店线下运用业务内部操作系统，线下配送业务进行体验并针对性提出相关的改进建议。

张仲景大药房股份有限公司简介

河南张仲景大药房股份有限公司成立于 2004 年 8 月，注册资金 6 000 万元，是河南省宛西制药股份有限公司投资的大型医药连锁企业，总部设在河南郑州，目前在全省 18 个地市共开设门店 230 余家。经营范围：公司于 2004 年 12 月、2009 年 3 月 2 次通过国家 GSP 认证，目前主要经营地道中药饮片、中成药、化学药制剂、抗生素、生化药品、生物制品、保健食品及诊断药品、医疗器械等，共 8 300 多个品种。

2015 年 3 月 28 日，河南省首家网上药店——张仲景大药房网上药店正式运营。

笔记栏

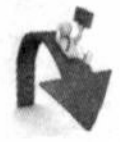

此次张仲景大药房成立的网上药店，是一个为消费者提供健康资讯、药品在线销售和咨询服务的电子商务平台，消费者今后除在全国230余家张仲景大药房实体店享受到“贴心、温馨、快捷、专业”服务的同时，还可以通过轻点电脑鼠标或手机，就可以登录张仲景大药房网上商城、天猫医药馆张仲景大药房旗舰店、仲景微信商城，进行便捷的在线药品订购、服务咨询。

（二）操作步骤

1. 网上药店后台管理系统操作

通过张仲景大药房股份有限公司见习结合电子商务课程相关内容，参观张仲景大药房网上药店运营部的后台操作系统并进行模拟操作，认知网上操作系统的管理要点。

2. O2O商业模式在药品零售领域的应用背景分析

通过资料收集和文献查询，找出我国药品零售线上线下销售模式存在的问题及解决办法。

3. 网上药店体验

通过实训室或其他网络途径登录张仲景大药房网上药店进行药品网上购买体验，并结合后台管理系统，了解网上药店订单管理的主要内容。

4. 线下配送体验和分析

通过购买张仲景大药房网上药店某一产品，了解其线下配送和O2O模式的区别，并思考开展新模式的要点。

5. 制订O2O模式在药品零售领域应用的基本流程

通过以上环节，思考线上线下模式的优势和劣势，并为张仲景大药房网上药店O2O模式业务开展设计基本流程。

6. 撰写调研报告

学生按照要求，分工合作对操作步骤的内容和信息进行收集、整理、分析，形成报告。并制作PPT，进行汇报和交流。

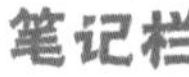

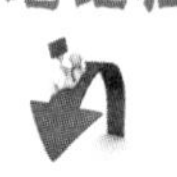

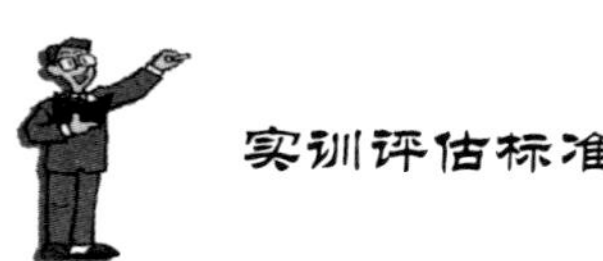

实训评估标准

医药零售线上线下业务认知与体验评估标准

<table>
<tr><td colspan="7">通用能力评估项目</td></tr>
<tr><td>序号</td><td>评估标准
评估项目</td><td>很好
6 分</td><td>较好
5 分</td><td>一般
3 分</td><td>需努力
1 分</td><td>备注</td></tr>
<tr><td>1</td><td>课程出勤情况</td><td></td><td></td><td></td><td></td><td></td></tr>
<tr><td>2</td><td>作业准时完成情况</td><td></td><td></td><td></td><td></td><td></td></tr>
<tr><td>3</td><td>小组活动参与态度</td><td></td><td></td><td></td><td></td><td></td></tr>
<tr><td>4</td><td>为团队多做贡献</td><td></td><td></td><td></td><td></td><td></td></tr>
<tr><td>5</td><td>即时应变表现</td><td></td><td></td><td></td><td></td><td></td></tr>
<tr><td>总评成绩</td><td>1 ~5 项自评成绩∑30</td><td></td><td></td><td></td><td></td><td></td></tr>
<tr><td colspan="7">专业能力评估项目</td></tr>
<tr><td>序号</td><td>评估标准
评估项目</td><td colspan="3">实训任务是否基本完成;
考评总分 30 分</td><td colspan="2">实训操作是否有突出表现;
考评总分 40 分</td></tr>
<tr><td>6</td><td>O2O 模式流程设计</td><td colspan="3">基本完成,得 10 分。
没有基本完成酌情扣分</td><td colspan="2">具体信息的准确性
具体安排的周密性</td></tr>
<tr><td>7</td><td>调研报告</td><td colspan="3">基本完成,得 10 分。
没有基本完成酌情扣分</td><td colspan="2">内容的真实性
具体安排的可操作性</td></tr>
<tr><td>8</td><td>成果展示</td><td colspan="3">基本完成,得 10 分。
没有基本完成酌情扣分</td><td colspan="2">有效完成 PPT 汇报任务</td></tr>
<tr><td></td><td>6 ~8 项自评成绩</td><td colspan="3"></td><td colspan="2"></td></tr>
<tr><td>总评成绩</td><td>∑70</td><td colspan="3"></td><td colspan="2"></td></tr>
<tr><td rowspan="4">∑100</td><td>实训作业总评成绩</td><td colspan="5"></td></tr>
<tr><td>学生自评成绩</td><td colspan="5"></td></tr>
<tr><td>学生互评意见</td><td colspan="5"></td></tr>
<tr><td>教师评价意见</td><td colspan="5"></td></tr>
</table>

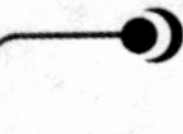

笔记栏

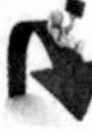

思考题

1. 医药电子商务线上线下结合模式的优势及劣势有哪些?

2. 我国药品网上交易管理的法律规定有哪些?

项目六

综合实训

任务一　阿司匹林原料药的制备

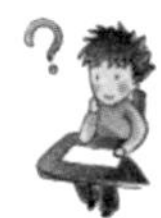

实训目的

1. 掌握重结晶、抽滤和熔点测定等基本操作。

2. 熟悉酰化反应的原理及基本操作。

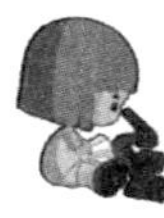

实训用品

1. 药品

水杨酸(CP)、醋酐(CP)、浓硫酸(CP)、无水乙醇(CP)。

2. 仪器

锥形瓶(50 mL、100 mL)、圆底烧瓶(150 mL)、量筒(50 mL、100 mL)、布氏漏斗、抽滤瓶、水泵、恒温水浴锅。

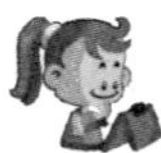

实训原理

醋酐在硫酸的催化下形成乙酰正离子,与水杨酸的酚羟基发生反应,生成阿司匹林。

$$\text{C}_6\text{H}_4(\text{COOH})(\text{OH}) + (\text{CH}_3\text{CO})_2\text{O} \xrightarrow[55\sim65\ ^\circ\text{C}]{\text{H}_2\text{SO}_4} \text{C}_6\text{H}_4(\text{COOH})(\text{OCCH}_3 \text{ with C=O})$$

合成过程中乙酰化不完全或发生副反应,可生成水杨酰水杨酸、乙酰水杨酸酐等杂质,组品用重结晶方法纯化。

笔记栏

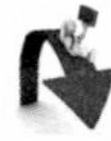

$$2\ \text{(邻羟基苯甲酸：COOH, OH)} \xrightarrow[\triangle]{(CH_3CO)_2O} \text{(水杨酰水杨酸：O=C–O 酯键, OH, COOH)}$$

主要试剂和产品的物理常数见表18。

表18 主要试剂和产品的物理常数

名 称	分子量	m. p. 或 b. p.	水	醇	醚
水杨酸	138	158(s)	微	易	易
醋酐	102.09	139.35(l)	易	溶	∞
乙酰水杨酸	180.17	135(s)	溶、热	溶	微

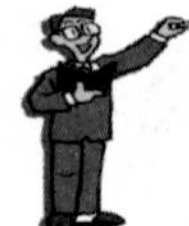

操作步骤

1. 酰化

在150 mL圆底烧瓶中，分别加入水杨酸6.0 g、醋酐9 g，滴加浓硫酸6滴，轻轻振摇，使水杨酸溶解。将圆底烧瓶加装冷凝管（空气冷凝）后，放在水浴锅上恒温50～60 ℃，轻轻振摇30 min，冷却至室温，待结晶析出后，加纯化水90 mL，用玻璃棒轻轻搅拌，继续冷却至大量结晶完全析出。

2. 抽滤

将布氏漏斗安装在抽滤瓶上，先湿润滤纸，再开水泵将滤纸抽紧，将上述结晶溶液慢慢倾入漏斗，抽滤，得到固体，用约18 mL纯化水分3次快速洗涤，压紧抽干得到粗品。

3. 精制

将粗品阿司匹林置于50 mL锥形瓶中，加入无水乙醇18 mL，于水浴上微热溶解；同时在100 mL锥形瓶中加纯化水48 mL，加热至60 ℃。将粗品乙醇溶液倒入热水中（如有颜色，加少量活性炭脱色），趁热过滤。滤液放置，自然冷却至室温，慢慢析出白色针状结晶。滤过，用50%乙醇5 mL洗涤2次，抽干并干燥，即得精品。

4. 检测

为了检验产品中是否还有水杨酸，利用水杨酸属酚类物质可与三氯化铁发生颜色反应的特点，用几粒结晶加入盛有3 mL水的试管中，加入1～2滴1% $FeCl_3$溶液，观察有无颜色反应。如溶液显淡黄色，测定产品的熔点并计算产率。

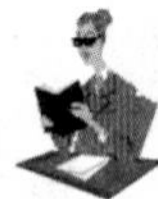

实训提示

1. 酰化反应须无水操作，仪器必须干燥无水，水浴加热时应避免水蒸气进入圆底

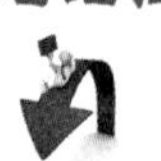

烧瓶中。

2. 反应温度不宜过高，否则会增加副产物的生成（如水杨酰水杨酸酯、乙酰水杨酰水杨酸酯）。

3. 析出结晶时一定要充分放冷。

4. 精制时抽滤应趁热、快速进行。

5. 阿司匹林熔点为 135～138 ℃。但易受热分解，因此熔点不明显，它的分解温度为 128～135 ℃。用毛细管测熔点时宜先将传温液加热至 130 ℃左右，再立即放入样品管，快速测定，防止阿司匹林受热分解，产生多种物质使熔点下降。

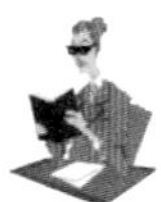

实训报告

合成	试剂及反应条件	实验现象	结果分析
酰化			
抽滤			
重结晶			
测定熔点			
产率计算			

任务二　阿司匹林原料药的质量检查

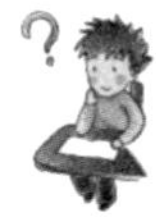

实训目的

1. 掌握阿司匹林的杂质检查和含量测定法。

2. 熟悉比色法、酸碱滴定等基本操作。

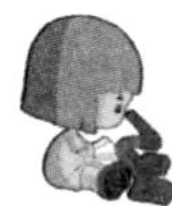

实训用品

1. 药品

水杨酸、硫酸铁铵、盐酸、冰醋酸、无水乙醇、酚酞、氢氧化钠。

2. 仪器

碱式滴定管、比色管、移液管（1 mL）、量筒（5 mL、20 mL）、分析天平。

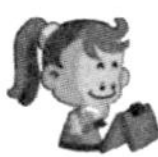

实训原理

1. 检查

利用水杨酸具有酚羟基，可与 Fe^{3+} 反应呈紫堇色，而阿司匹林没有酚羟基，不能发

笔记栏

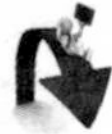

生此反应。从而进行比色，控制水杨酸的限量。

2. 含量测定

阿司匹林的结构中有羧基，酸性较强（$Ka>10^{-5}$），故可用氢氧化钠滴定液直接滴定，滴定生成的乙酰水杨酸钠偏碱性，故用酚酞作为指示剂。

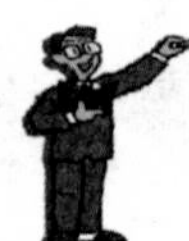

操作步骤

1. 检查游离水杨酸

取本品0.10 g，加乙醇1 mL溶解后，加冷水适量使成50 mL，立即加新制的稀硫酸铁铵溶液〔取盐酸溶液(9→100)1 mL，加硫酸铁铵指示液2 mL后，再加水适量使成100 mL〕1 mL，摇匀；30 s内如显色，与对照液（精密称取水杨酸0.1 g，加水溶解后，加冰醋酸1 mL，摇匀，再加水使成1 000 mL，摇匀，精密量取1 mL，加乙醇1 mL、水48 mL与上述新制的稀硫酸铁铵溶液1 mL，摇匀）比较，不得更深(0.1%)。

2. 含量测定

取本品约0.4 g，精密称定，加中性乙醇（对酚酞指示液显中性）20 mL溶解后，加酚酞指示液3滴，用氢氧化钠滴定液(0.1 mol/L)滴定。每1 mL氢氧化钠滴定液(0.1 mol/L)相当于18.02 mg的$C_9H_8O_4$。

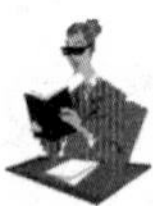

实训提示

1. 比色时，应置于白色背景下，自上向下透视观察。

2. 阿司匹林在水中溶解度小，且用氢氧化钠滴定液滴定时易水解，而阿司匹林在乙醇中的溶解度大，故以中性乙醇（对酚酞指示液显中性）为溶剂。

3. 为防止阿司匹林酯键在滴定过程局部氢氧化钠过浓而水解，应在不断振摇下快速滴定。

4. 滴定终点后，反应液在放置过程中，因乙酰水杨酸钠逐渐水解，粉红色会逐渐褪去，要注意判断终点。

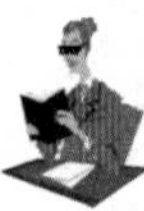

实训报告

样品	样品1	样品2	样品3
称量			
滴定体积			
含量			
结果判定			

笔记栏

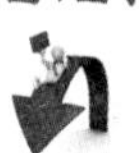

任务三　阿司匹林片的制备及质量检查

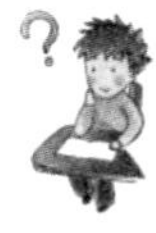

实验目的

1. 会选择适宜的辅料、制备方法,并能正确解释选择依据。
2. 会使用单冲压片机制备片剂。
3. 能对片剂进行质量检查。

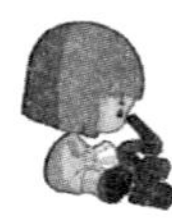

实验用品

可选择任意药剂学实验室仪器和试剂。

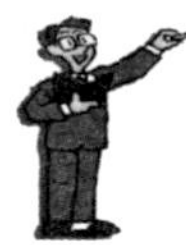

实验要求

1. 会选择适宜的辅料以湿法制粒压片法制备阿司匹林片。
2. 要求制得的阿司匹林片符合以下几点。
(1)外观:完成光洁、色泽均匀。
(2)平均片重:0.12~0.15 g。
(3)片重差异:±7.5%。
(4)硬度:>4 kg。
(5)脆碎度:合格。
(6)崩解时限:15 min。

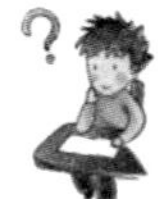

分析讨论

1. 写出阿司匹林片剂处方。

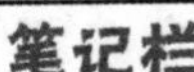

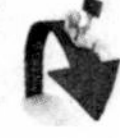

2. 处方中各种辅料及其用量的选择依据。

3. 质量检查结果。

任务四　药品发放和处方分析

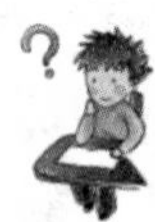

实训目的

1. 掌握处方审核和“四查十对”的内容。
2. 熟悉西药药品发放流程。

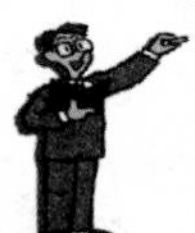

西药药品发放流程

收方→验方→调剂→复审→发药

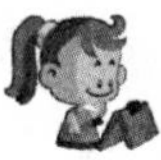

处方审核

药师应当对处方用药适宜性进行审核，审核内容包括：
1. 规定必须做皮试的药品，处方医师是否注明过敏试验及结果的判定。
2. 处方用药与临床诊断的相符性。
3. 剂量、用法的正确性。
4. 选用剂型与给药途径的合理性。
5. 是否有重复给药现象。

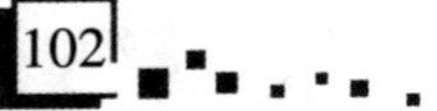

笔记栏

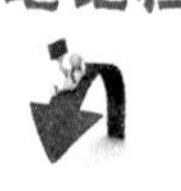

6. 是否有潜在临床意义的药物相互作用和配伍禁忌。
7. 其他用药不适宜情况。

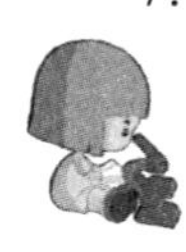

处方调剂

药师调剂处方时必须做到“四查十对”:查处方,对科别、姓名、年龄;查药品,对药名、剂型、规格、数量;查配伍禁忌,对药品性状、用法用量;查用药合理性,对临床诊断。

任务五　模拟营销

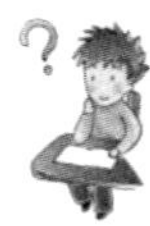

实训目的

1. 认识医药营销,确立正确的营销管理理念。
2. 分析医药市场。
3. 策划与实施医药营销战略及营销组合。

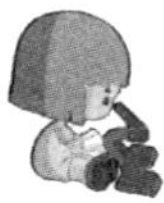

实训用品

可选择任意药学实验室和多媒体教室。

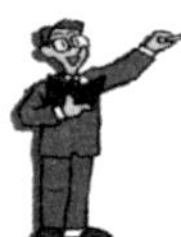

实训组织方法和步骤

1. 教师将学生分为若干组,每组 4 ~ 6 人。
2. 教师布置案例,学生组成案例分析小组进行讨论、分析。
3. 小组派代表阐述本小组观点。
4. 学生辩论。
5. 教师根据考核标准给出学生考核分值。
6. 教师阐述观点,对本次案例分析做评论总结。
7. 学生完成实训报告单。

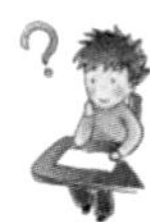

分析讨论

1. 对此营销观念的优点进行评述。

笔记栏
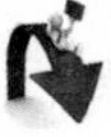

2. 分析市场营销环境提出对策。

3. 提出建议。

任务六　常用办公软件的使用

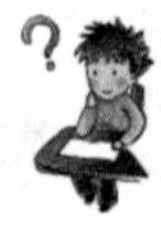
实训目的

能够熟练运用 Word、PPT 进行毕业论文的编辑和排版。

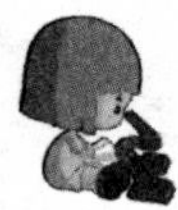
Word 的基本操作

1. 页面设置

文件-页面设置,页边距、纸张、版式、文档网格均可一一设置,设置以后即可进行文字的录入和编排。

2. 设置样式

格式刷,单击只能用 1 次,双击可以用多次。

对大规模的样式修改,可以使用格式-样式与格式设置,标题 1 ~ 标题 9 代表了级别,从格式-段落即可看出大纲级别,也可以从视图-文档结构图看出;若要快速对同一级别的文字设置相同的标题(如标题 3),在任意一处,右键,选择格式相似的文本,即可统一设置。

3. 分节符的使用

(1)单击需要插入分节符的位置。

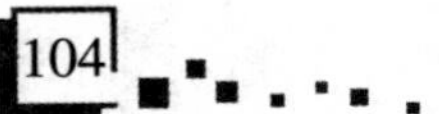

笔记栏

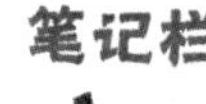

(2)单击“插入”菜单中的“分隔符”命令,打开“分隔符”对话框。

(3)在“分节符类型”中选择需要的分节符类型。①“下一页”:分节符后的文本从新的一页开始;②“连续”:新节与其前面一节同处于当前页中;③“偶数页”:分节符后面的内容转入下一个偶数页;④“奇数页”:分节符后面的内容转入下一个奇数页。

(4)插入“分节符”后,要使当前“节”的页面设置与其他“节”不同,只要单击“文件”菜单中的“页面设置”命令,在“应用于”下拉列表框中,选择“本节”选项即可。

4. 为不同的节添加不同的页眉

不同的节可以设置不同的格式:如字体、打印方向、页数、页眉和页脚等。视图-页眉和页脚,单击工具栏里面的“显示下一项”和“显示前一项”可以在不同节之间进行转换。

注意:录入文字之前要关闭右上方出现的“与上一节相同”的提示,否则将会应用到其他节,方法是:单击页眉与页脚工具栏里面的“链接到前一个”,则上面的“与上一节相同”的提示会消失,才可输入内容。

5. 插入目录

(1)插入目录,单击“插入”菜单,指向“引用”→“索引和目录”,出现“索引和目录”的画面,点击“目录”标签。

(2)定义目录项,点击“视图”→“大纲”切换至大纲模式,大纲模式下文档各段落的级别显示得清楚,选定文章标题,将之定义为“1 级”,接着依次选定需要设置为目录项的文字,将之逐一定义为“2 级”。当然,若有必要,可继续定义“3 级”目录项。

(3)定义完毕,点击“视图”→“页面”回至页面模式,将光标插入文档中欲创建目录处,再次执行“插入”→“引用”→“索引和目录”,出现“索引和目录”画面,点击“目录”标签。

(4)最后点“确定”,如图所示,目录就这样生成了,包括页码都自动显示出来了。按住 Ctrl 键,点击某目录项,当前页面自动跳转至该目录项所在的页码。

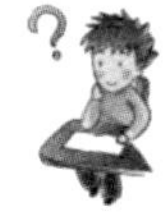

PPT 基础知识及使用

1. PPT 的启动和退出

(1)打开方法:①单击桌面“开始”按钮,选择“程序”→“Microsoft Office”→“Microsoft Office PowerPoint 2003”。这是一种标准的启动方法。② 双击桌面快捷方式图标“Microsoft Office PowerPoint ....”。这是一种快速的启动方法。

(2)退出方法:①单击窗口右上角的“×”。②关闭所有演示文稿并退出 PPT。

2. 幻灯片版式的选择

在右侧幻灯片版式中选择并单击需要的版式。在实际的课件制作过程中,希望能够自己设计模板,这时可采用“内容版式”中的“空白”版式,进行自由的创作。

3. 有关幻灯片的各种操作

应用 PPT 进行设计的简单过程是:首先按照顺序创建若干张幻灯片,然后在这些幻灯片上插入需要的对象,最后按照幻灯片顺序从头到尾进行播放(可以为对象创建超级链接来改变幻灯片的播放顺序)。

幻灯片在 PPT 设计中处于核心地位,有关幻灯片的操作包括幻灯片的选择、插

笔记栏

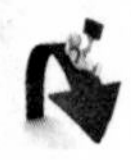

入、删除、移动和复制，这些操作既可以在“普通视图”下进行，也可以在“幻灯片浏览视图”下进行。下面以“普通视图”为例，介绍有关幻灯片的各种操作。

在“普通视图”下，PPT 主窗口的左侧是“大纲编辑窗口”，其中包括“大纲”和“幻灯片”两个标签，点击“幻灯片”标签，这时将显示当前演示文稿内所有幻灯片的缩略图，每张幻灯片前的序号表示它在播放时所处的顺序，通过拖动滚动条可显示其余幻灯片，有关幻灯片的操作在该区域进行。

(1)幻灯片的选择：有许多操作的前提都要求先选择幻灯片，对幻灯片的选择包括单选（选择一张幻灯片）和多选（同时选择多张幻灯片），其中多选又包括连续多选（相邻的多张幻灯片）和非连续多选（不相邻的多张幻灯片），操作方法如下：①单选，单击需要选定的幻灯片缩略图（左侧黄色方框里的幻灯片尾缩略图），缩略图出现蓝色框线，该幻灯片被称作“当前幻灯片”。②连续多选，先单击相邻多张幻灯片的第一张，然后按住 Shift 键，单击最后一张。③非连续多选，先单击某张幻灯片，然后按住 Ctrl 键，单击需要选择的幻灯片。

(2)幻灯片的插入：在设计过程中感到幻灯片不够用时，就需要插入幻灯片。插入幻灯片有 4 种方法，分别如下。

第一种：先选择某张幻灯片，然后单击菜单“插入”→“新幻灯片”，当前幻灯片之后被插入了一张新幻灯片。

第二种：先选择某张幻灯片，然后单击格式工具栏的“新幻灯片”按钮，当前幻灯片之后被插入了一张新幻灯片。

第三种：右击某张幻灯片，然后选择弹出菜单中的“新幻灯片”项，该张幻灯片之后被插入了一张新幻灯片。

第四种：先选择某张幻灯片，然后按“回车”键，当前幻灯片之后被插入了一张新幻灯片。

(3)幻灯片的删除：若某张（些）幻灯片不再有用，就需要删除幻灯片。删除幻灯片有 3 种方法，分别如下。

第一种：选择欲删除幻灯片（可以多选），然后按键盘上的“Delete”键，被选幻灯片被删除，其余幻灯片将顺序上移。

第二种：选择欲删除幻灯片（可以多选），然后选择菜单“编辑”→“剪切”，被选幻灯片被删除，其余幻灯片将顺序上移。

第三种：右击欲删除幻灯片（可以多选），然后选择弹出菜单中的“删除幻灯片”项，被选幻灯片被删除，其余幻灯片将顺序上移。

(4)幻灯片的移动：有时幻灯片的播放顺序不合要求，就需要移动幻灯片的位置，调整幻灯片的顺序。移动幻灯片有两种方法，分别如下。

拖动的方法：选择欲移动的幻灯片，用鼠标左键将它拖动到新的位置，在拖动过程中，有一条黑色横线随之移动，黑色横线的位置决定了幻灯片移动到的位置，当松开左键时，幻灯片就被移动到了黑色横线所在的位置。

剪切的方法：选择欲移动的幻灯片，然后选择菜单“编辑”→“剪切”，被选幻灯片消失，单击想要移动到的新位置，会有一条黑色横线闪动指示该位置，然后选择菜单“编辑”→“粘贴”，幻灯片就移动到了该位置。

(5)幻灯片的复制：当需要大量相同幻灯片时，可以复制幻灯片。复制幻灯片的

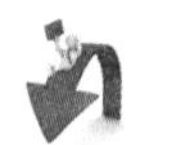

方法是:①选择需要复制的幻灯片。②右击选中的幻灯片,在弹出菜单中选择“复制”项。③右击复制的目标位置,在弹出菜单中选择“粘贴”项。

事实上,有关幻灯片的操作在“幻灯片浏览视图”下进行将更加方便和直观,大家可以自己尝试。

PPT 主窗口左下角有 3 个视图按钮,分别为“普通视图”“幻灯片浏览视图”和“幻灯片放映”,点击它们可以在不同视图之间切换。

(6)改变幻灯片的背景:幻灯片的背景指的是幻灯片的底色,PPT 默认的幻灯片背景为白色。为了提高演示文稿的可视性,我们往往要改变幻灯片的背景,PPT 提供了多种方法允许用户自行设计丰富多彩的背景。背景的种类包括单色、渐变、纹理、图案和图片、设计模板,下面分别介绍它们的实现方法。

“背景”对话框:通过“背景”对话框,可以设置幻灯片的各种背景。调出背景对话框有两种方法:①选择菜单“格式”→“背景”,弹出“背景”对话框。②右击幻灯片空白区,弹出“背景”对话框。

在“背景”对话框中,左半部“背景填充”显示了当前背景,左下部下拉按钮可以选择“其他颜色”或“填充效果”,右半部“应用”按钮指将背景应用到当前幻灯片,“全部应用”按钮指将背景应用到所有幻灯片。当点击“全部应用”后,新建的幻灯片自动应用该背景。

1)单色背景的设置:单色背景指背景使用单一的颜色,也称纯色,默认的白色背景就是一种单色背景。在“背景”对话框中,单击背景填充下拉箭头,选择“其他颜色”,弹出“颜色”对话框,该对话框有两个标签:“标准”和“自定义”。

标准:提供了 256 种标准色和 16 种由白到黑的灰度色,单击想要的颜色,确定。

自定义:可通过两种方式选择颜色。①单击中部的调色盘选择一种基本色,通过上下拖动右边滑块调整亮度,确定。②直接在下方输入红绿蓝的颜色值指定颜色。

2)渐变背景的设置:渐变指的是由一种颜色逐渐过渡到另一种颜色,渐变色会给人一种炫目的感觉。在“背景”对话框中,单击背景填充下拉箭头,选择“填充效果”,弹出“填充效果”对话框,该对话框有四个标签:“渐变”“纹理”“图案”和“图片”,选择“渐变”标签。

在“渐变标签”的下部是“底纹样式”和“变形”,“底纹样式”决定了渐变的方向,共 6 类;“变形”决定了渐变颜色所处的位置,共 4 类,两者配合,可产生 24 种渐变效果。

在“渐变标签”的上部是“颜色”,包括“单色”“双色”和“预设”,它们决定了参与渐变的两种颜色分别是什么。

单色:指某种颜色到黑色或白色的渐变,颜色 1 可为任意颜色(单击下拉箭头选择颜色),颜色 1 下方的滑块决定了另一种颜色是黑色还是白色,“深”指黑色,“浅”指白色,拖动滑块调整黑白。

双色:通过选择颜色 1 和颜色 2 指定参与渐变的两种颜色。

预设:PPT 预设了 24 种渐变配色方案,每种方案起了一个好听的名字,可供用户快速选择。

3)纹理、图案和图片背景的设置:纹理指 PPT 预设了一些图片作为用户的背景选择;图案指以某种颜色为背景,以前景色作为线条色所构成的图案背景;图片指可以采

笔记栏

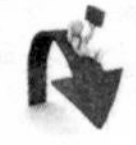

用外部图像文件作为背景。

纹理背景的设置:在“纹理”标签下,单击某个纹理,确定。

图案背景的设置:在“图案”标签下,单击某个图案,选择前景色和背景色,确定。

图片背景的设置:在“图片”标签下,单击“选择图片”按钮,在随之出现的“选择图片”对话框中找到外存中的图片文件,双击,确定。

4)设计模版背景的设置:除了可以使用“背景”对话框设置背景外,PPT 还提供了应用设计模板作背景。设计模板是一种 PPT 文件,其中规定了背景图像和各级标题的字体字号,可供用户直接使用。用户既可以使用 PPT 内置的设计模板,也可以自己制作设计模板供以后使用。使用 PPT 内置的设计模板的方法是:①在“任务窗格”菜单中选择“幻灯片设计”,打开幻灯片设计任务窗格。②单击幻灯片设计任务窗格中的一个模板,这时所有的幻灯片都被应用了这个模板。③若只想让某张幻灯片应用模板,先选择这张幻灯片,然后把鼠标移到想要应用的模板上,出现下拉箭头点击,选择“应用于选定幻灯片”,这样只有被选定的幻灯片才应用了这个模板。④如果希望让某个模板作为 PPT 启动时的默认模板,则选择“用于所有新演示文稿”。⑤如果想要使用自己制作的模板或下载的模板,点击幻灯片设计任务窗格左下角的“浏览”,在弹出的对话框中找到模板文件,双击,该模板被应用到所有幻灯片,且出现在模板列表中。

(7)在幻灯片中插入对象:一张幻灯片上可以插入多个对象,幻灯片就像一个舞台,而对象就像演员一样。PPT 支持的对象种类非常多,包括文字、图片、剪贴画、自选图形、艺术字、组织结构图、影片、声音、图表、表格等,正是由于种类丰富的对象,PPT 才拥有了诱人的魅力。

1)插入文本框:①点击绘图工具栏的文本框按钮。②在幻灯片上单击(单行文本框)或拖动(多行文本框)。③输入文本框内容。

单行文本框的文字只占一行,随着输入文字的增多,文本框会向右变长;多行文本框的宽度固定,当文字输入到文本框右端会自动换行。文本框有两种状态:编辑状态和选定状态。编辑状态为斜线外框,框内有光标闪动,可以添加和删除文字;选定状态为点虚线外框,框内无光标,可以对文本框的整体进行操作,例如移动或删除整个文本框。在文本框内部单击可转为编辑状态,在文本框的框线上单击可转为选定状态。

“格式”工具栏为文字的修饰提供了帮助,从左至右分别为:字体、字号、加粗、倾斜、下划线、阴影、左对齐、居中、右对齐、分散对齐、更改文字方向、编号、项目符号、增大字号、减小字号、减少缩进量、增加缩进量、字体颜色。

使用“格式”工具栏按钮一般要求选择文字,文本框在编辑状态下可以通过拖动选择部分文字,在选中状态下相当于选择了所有文字。

2)插入图片:图片指可被系统识别的外部位图或矢量图文件,PPT 可识别的图片文件非常多,包括 emf、wmf、jpg、png、bmp、gif、tif 等,图片可以从网络下载,也可以使用图像处理软件制作,或者通过数码相机、扫描仪等图像输入设备获取,在插入图片前要保证该图片已保存在外存中。

插入图片的方法是:①单击“绘图”工具栏“插入图片”按钮。②在弹出的“插入图片”对话框中找到需要插入的图片,双击。

插入的图片四周有 8 个白色小圆,上部有一个绿色小圆,这些小圆称作“控点”。

白色小圆称缩放控点，用鼠标拖动缩放控点可以调整图片的大小；绿色小圆称旋转控点，用鼠标拖动可以旋转图片。将鼠标移到图片上，鼠标指针会变成十字箭头形，拖动鼠标可移动图片，在拖动过程中，有一个虚框会随之移动，它表示图片移动的目的位置，当虚框到达目的位置。松开鼠标左键，图片即可定位。

“图片”工具栏是对图片进行简单处理的有力工具，从左至右依次为：插入图片、颜色、增加对比度、降低对比度、增加亮度、降低亮度、裁剪、向左旋转 90°、线型、压缩图片、图片重新着色、设置图片格式、设置透明色、重设图片。

只有当选中图片后，“图片”工具栏才会出现，若选中图片后“图片”工具栏仍未出现，可右击图片，选择“显示图片工具栏”。

3）插入剪贴画：剪贴画是 Office 提供的一个素材集，内含大量的矢量图和位图，可供用户直接选用。插入剪贴画的方法是：①单击“绘图”工具栏“插入剪贴画”按钮。②出现了“剪贴画”任务窗格，点击“搜索”按钮，任务窗格中会出现所有的剪贴画，单击其中一个，该剪贴画被插入到幻灯片中。③Office 默认显示所有剪贴画，通过选择“搜索范围”和“结果类型”可以减少显示的剪贴画数量，方便筛选。

对剪贴画的操作与图片操作相类似，只不过大部分剪贴画为矢量图，矢量图的优点是缩放不失真，占用的容量小，缺点是不能使用“图片”工具栏修饰。

4）插入自选图形：自选图形是 Office 系列软件的一大特色，通过使用自选图形和自选图形的组合，用户可以自己创作复杂的矢量图。在“绘图”工具栏有 4 个常用的自选图形：直线、箭头、矩形和椭圆，使用自选图形的一般方法是点击图形按钮，在幻灯片上拖动即可出现该图形，使用缩放控点和旋转控点调整大小和旋转角度。

Office 还提供了一个自选图形集，内含几十种自选图形供用户选用，单击“绘图”工具栏“自选图形”按钮，选择其中的一个子类别，找到需要的自选图形单击，然后在幻灯片上拖动作图。

大部分自选图形都是通过拖动作图，但有两个特例，即“线条”类的“曲线”和“任意多边形”。

“曲线”用于绘制带有弯度的弧线或曲边封闭图形，使用方法是：在起点单击，在需要转弯处继续单击，鼠标移动过程中曲线的形状会随着改变，在终点处双击，结束曲线绘制，若在起点处双击，则会出现曲边封闭图形。

“任意多边形”用于绘制折线或多边形，使用方法是：在起点单击，在转角处继续单击，在终点处双击，结束折线绘制，若在起点处双击，则会出现多边形。

当形状绘制完毕后，有时需要改变形状，这就需要编辑顶点，顶点指在绘制过程中每次单击所产生的点。要编辑顶点，先选择该形状，然后单击“绘图”工具栏的“绘图”按钮，在弹出菜单中选择“编辑顶点”，这时顶点就会出现在形状上，拖动顶点就可以改变形状，编辑完后在空白处单击即可。

插入自选图形后，可以通过“设置自选图形格式”来改变图形的填充色、线条色，精确控制图形的大小、旋转角度和在幻灯片上的位置。

在图形上双击，即可打开“设置自选图形格式”对话框，该对话框有 3 个标签：“颜色和线条”“尺寸”“位置”。

5）插入艺术字：使用文本框输入的文字在颜色和形状上都缺乏变化，因此，Office 又创造了艺术字，用于制作丰富多彩的文字。插入艺术字的方法是：①单击“绘图”工

笔记栏

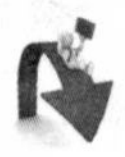

具栏"插入艺术字"按钮。②出现"艺术字库"对话框,从中选择一种艺术字,点击"确定"按钮。③出现"编辑艺术字文字"对话框,输入艺术字的内容,设置字体、字号,确定。④艺术字出现在幻灯片上,并处于选中状态。

艺术字是一种特殊的图形,对它的操作和对自选图形的操作相似,艺术字除了缩放和旋转控点外,又多了一个调整控点,这个调整控点是一个黄色的小菱形,拖动后可改变艺术字的倾斜或弯度。

"艺术字"工具栏提供了多种对艺术字的编辑操作,从左至右分别为:插入艺术字、编辑文字、艺术字库、设置艺术字格式、艺术字形状、艺术字字母高度相同、艺术字竖排文字、艺术字对齐方式、艺术字字符间距。

"艺术字"工具栏与"图片"工具栏相似,只有当选中艺术字时才会出现,若未出现,右击艺术字,选择"显示艺术字工具栏"。

6)插入组织结构图:组织结构图表示了一种树状的隶属关系,在表示隶属、分类时经常用到。插入组织结构图的方法是:①单击"绘图"工具栏"插入组织结构图或其他图示"按钮。②在"图示库"对话框中选择"组织结构图"。③幻灯片上出现默认结构图,按照提示,单击图框,输入各个图框名。

"组织结构图"工具栏为修改组织结构图提供了极大的方便,它自左至右分别为:插入形状、版式、选择、适应文字、自动套用格式、显示比例。

7)插入影片:影片指可被系统识别的外部视频文件。PPT 支持的视频文件种类非常多,包括 asf、avi、mpg、wmv 等,影片可从网络下载,也可从 VCD 截取,或者通过视频采集卡从视频源获取,在插入影片前,由于视频文件容量较大,为提高效率,应使用视频处理软件把有用部分截取出来,然后将截取出的视频文件拷贝到与 PPT 文件相同的文件夹中。

插入影片的方法是:①选择菜单"插入"→"影片和声音"→"文件中的影片"。②选择要插入的影片→"确定"即可。

任务七　常用办公设备的使用

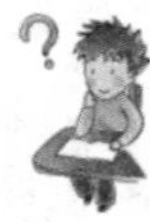

实训目的

能够熟练运用打印机、传真机等办公设备。

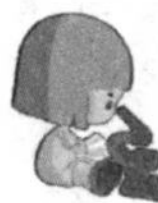

打印机的使用

1. 如何使用打印机

(1)把打印机的电源线插在插排上。

(2)把打印机的数据线连接到电脑上,电脑就会显示"正在检测新硬件",马上会出现类似"新硬件可以使用"的字样。

(3)双击,安装驱动程序,点击"下一步"进行安装即可。

笔记栏

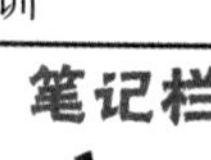

(4)打开你想要打印的文件,在上面的菜单栏里点“文件”,里面有“打印”,在里面可以设置纸张的大小,横竖版,颜色(黑白、彩色),页数,等等。

2. 打印机使用7个要领

(1)关于启动:打印机要在电脑启动之后打开电源,否则先开打印机的话,电脑开机会再启动一次打印机,造成额外损耗。

(2)关于放纸:进纸盒内放纸一定要松紧适度,并且将纸摆放整齐,否则非常容易卡纸(不要相信广告说的操作多么简单,不细心就会让打印机立定)。

(3)关于卡纸:卡纸时,应首先切断电源,再开机箱,不然会烧毁机器。

(4)关于购纸:千万不要用带毛面的纸打印,因为会由高热、静电而在打印机内产生大量灰尘,直至烧坏。

(5)关于打印质量设置:为了省钱,可使用节约模式打印,此法虽降低了打印颜色深度,但可以延长使用时间达2~3倍。但是一定要注意,用省墨模式不可以长时间打印。

(6)关于病毒:有些病毒可能会导致打印文档无法启动,一般情况下,关闭打印机,稍等一会启动就能解决。

(7)关于耗材:最好使用原装耗材。

3. 打印机使用常见问题

(1)墨盒的使用常识:①将墨盒存放在室温环境下,避开阳光、强光线和热源存放。②在墨盒未上机安装使用前,切勿撕开墨盒的外包装及气孔封条。③在墨盒拆封后请尽快将它安装到打印机上去,否则有可能会引起墨盒漏墨或喷不出颜色。④为得到最好的打印效果,请在安装墨盒后的6个月内使用。

(2)与墨盒寿命相关的因素:①在使用彩色喷墨盒(这里指同体的墨盒)的过程中,要注意红、黄、蓝3种色调的均衡使用,不要只打印偏重于一种颜色的图片,因为只要墨盒中用尽一种颜色,即使其他颜色未用尽,彩色喷墨盒也无法继续使用。②一般来说打印图片的分辨率越高,所用墨水越多。

(3)打印过程中常见问题的解决方法:①在打印过程中遇到以上问题,首先应进行自检,如果自检图案中有缺线现象,则需清洗打印头。一般情况下,通过清洗打印头再进行自检时,图案无缺线现象。②如果清洗后自检图案仍有断缺现象,请重复此操作4~5遍,正常情况下,自检图案的缺线会减少,这证明清洗有效,应坚持清洗。③连续清洗后仍无法达到正常打印,表示墨盒里的墨水已较少或已没有,需要更换墨盒。④新安装的墨盒有时也会遇到自检缺线或某种颜色喷不出的现象,此时,不要轻易判断为打印头堵塞,多数是由于运输途中颠波及倒置存放等原因造成,应对打印头进行清洗。⑤一般情况下,假如自检图案有少量缺线时,如不打印高质量图片(如只是打印文件),可正常打印,无须清洗打印头。

4. 影响打印图片效果的因素

①墨盒的质量。②介质的选择:不同品牌不同质地的纸张,打印的效果不同(如较白的纸张打出的图片颜色较为鲜艳)。③原图片的清晰度。④打印输出时选择的分辨率。⑤使用不同的软件打印的图片,色彩饱和度不同。

笔记栏

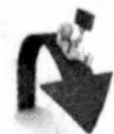

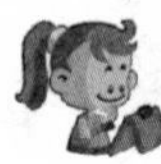

传真机的使用

1. 手动传送

手动传送类似打电话后传真，当对方传来一个传真提示声音后，传真机自动开始发送传真，使用免提或受话器都可以监听电话线路的活动。其具体操作步骤如下。

(1)将文件原稿有内容的一面向下放置，将导纸器的宽度调整到与原稿的宽度相同。

(2)如果有必要可选择“对比度/精细度”。

(3)提起受话器或按“免提”键。

(4)拨出电话号码，可以使用下列拨号方法。

单触拨号:按“单触拨号”键，拨打预先设置的内容。

快速拨号:按“快速拨号”键，并输入快速拨号号码，其中快速拨号的号码需要预先设置。

“号码库”拨号:按“号码库”键，在号码库中存储的频繁使用的 20 个号码中选择一个号码，然后按“开始”键。

直接拨号:用数字键直接拨号。

(5)当传真机收到接收方的传真音后，自动开始传送。如果接收方有人接听电话，可以在通话后按“开始”键发送传真。在发送过程中，用户可以按“停止”键或从传真机中卸除原稿中断传真。如果在拨号过程中发生错误，用户可以重新挂起、提起受话器或按“免提”键 2 次，然后重新输入正确的号码。

(6)挂起电话受话器。

2. 自动传送

在不使用受话器或“免提”键的情况下也可以发送传真。在不使用受话器或“免提”键的情况下，由传真机自动向对方发出一个传真信号的传送方式叫作自动传送，其具体操作步骤如下。

(1)将文件原稿文字面朝下放置，并将导纸器的宽度调整到原稿宽度。

(2)选择需要的“对比度/精细度”模式。

(3)拨电话号码。该拨号方式和手动传送的拨号方式一样。

(4)当电话线路接通后，传真机开始自动传送。

如果遇到线路繁忙或无应答，传真机会自动重拨该号码 2 次。如果拨号时发生错误，用户可先按“停止”键，然后再输入正确的号码。

3. 定时传送

传真机可以设置成定时传送，定时的开始时间可设定在未来 24 h 之内。使用定时功能可向一个目的地发送多张传真，其具体操作步骤如下。

(1)将文件原稿文字朝下放置，将导纸器宽度调整到原稿宽度。

(2)选择您需要的“对比度/精细度”模式。

(3)按“功能”键 3 次，再按“设置”键。

(4)用数字键输入预定的开始时间，预定开始时间必须使用 24 h 制。

(5)按“设置”键，输入传真号码。

(6)按“设置”键，这时会响起一个连续信号表明设置完成。

笔记栏

4. 重拨

(1)自动重拨:当自动传送因线路繁忙或无应答而告失败时,传真机会重拨该号码2次,如果原稿被卸除则自动重拨自行取消。

传真机设置2次自动重拨(在定时传送时,每个号码拨3次),每次重拨的间隔为3 min,用户可使用“功能”键来改变这些设置。

(2)手动重拨:按“重拨/暂停”键即可。

5. 接收

(1)选择接收方式:传真机提供3种接收模式,即自动接收、手动接收和应答接收。按“手动/自动”键可在自动和手动两个模式之间进行切换。当选择了自动接收模式时,“自动”灯亮。

按“应答”键,将接收模式设置为应答模式。若已将传真机设置为应答模式,就没有必要再设置“手动/自动”键了。设置应答模式后,再按“应答”键可关闭应答模式,传真机恢复到原来设定的接收模式。

(2)自动模式:在自动接收模式中,传真机自动接收传真。传真机在不接听外界电话的情况下,通过电话线路接收传真。

自动接收模式应用于单一线路,用户使用一个电话号码既能接收传真又能接听电话。

当用户拥有一条专用的传真电话线时可选择该模式。用户可用响铃时间设置功能,对响铃时间重新设置。

当传真机处在自动接收模式时,电话线路有连接前会响铃3次,如果没有对该电话进行应答,在电话线路连接好后,传真机会响起正式的模拟铃声。两种铃声的先后次序和铃声的次数可由用户设定。

(3)手动接收模式:如果用户的传真机主要用于传真传送,并且希望由自己来控制传真接收可选用该模式。此时一切传真都要经用户应答电话之后才可以接收。

(4)应答接收模式:当用户外出时,希望传真机同时自动接收传真和留言可选择该模式,此时所有的传真电话都由外接的电话应答机器管理。

6. 自动接收模式

当有电话拨入时,传真机在铃声响过3次后连接电话线路。当来电是某一自动传真时,传真机检测到传真信号后会根据“功能”键的设置切换到自动接收模式开始接收。

7. 手动接收模式

当传真机设置为手动接收模式时,传真机的铃声就像普通电话的铃声一样。当有电话拨入时,传真机和外接电话机的铃声一起响起,直到用户接听电话为止。当有传真传入时,需要用户来启动传真机进行接收。

当传真机的铃声响起时提起受话器:如果来电是电话,通话双方可在通话后发送传真,按下“开始”键,对方在听到传真信号后即可开始传送传真;如果来电是传真,当听到了传真的信号音,传真机将自动接收传真。如果电话线路噪声太大或“功能”键的设置在关闭“00”状态时,可能需要按“开始”键才能开始接收。“功能”键在出厂前设置在开启“01”状态,拿起受话器时,屏幕显示“Receiving”,当传真接收完毕后,屏幕将显示日期和时间。

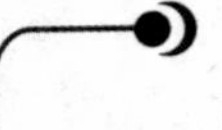

笔记栏

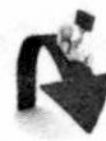

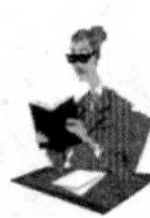

实训成绩评定

教师通过检查学生独自完成任务的情况，考核学生对各项技能的掌握情况及检查实训报告。实训结束学生应完成实训报告，指导教师根据学生的表现和现场操作考核及实训报告给出综合成绩（百分制）。具体考核项目如下：

成绩构成

现场考核（70%）							实训报告（30%）
阿司匹林原料药的制备	阿司匹林原料药的质量检查	阿司匹林片的制备及质量检查	药品发放和处方分析	模拟营销	常用办公软件的使用	常用办公设备的使用	30分
10分	10分	10分	10分	10分	10分	10分	

小事拾遗：

学习感想：

学习的过程是知识积累的过程，也是提升能力、稳步成长的阶梯，大家的注释、理解汇集成无限的缘分、友情和牵挂，请简单手记这一过程中的某些“小事”，再回首时定会有所发现、有所感悟！

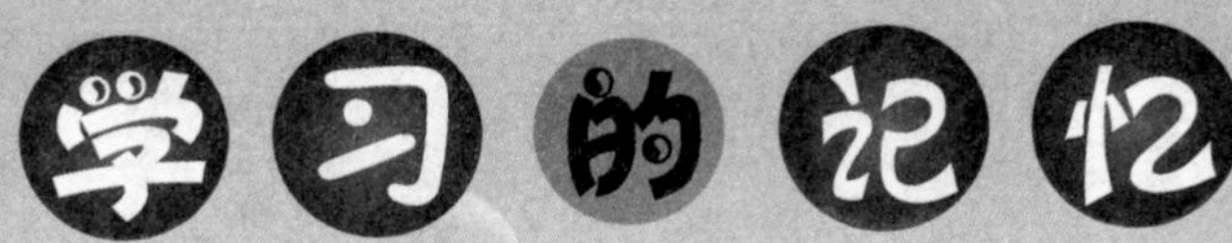

姓名：________________

本人于20____年____月至20____年____月参加了本课程的学习

此处粘贴照片

任课老师：__________ __________ 班主任：______________

班长或学生干部：____________ ____________ ____________

我的教室（请手写同学的名字，标记我的座位以及前后左右相邻同学的座位）